高等职业院校核心课程"十三五"规划教材

GAODENG ZHIYE YUANXIAO HEXIN KECHENG "SHISANWU" GUIHUA JIAOCAI

营养配餐
YINGYANG PEICAN

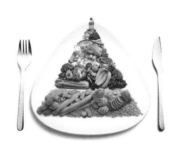

U0206546

主 编○刘 丹 尹显锋

副主编○康 珏

西南交通大学出版社
·成 都·

图书在版编目（ＣＩＰ）数据

营养配餐 / 刘丹，尹显锋主编. —成都：西南交
通大学出版社，2019.1（2022.1 重印）
高等职业院校核心课程"十三五"规划教材
ISBN 978-7-5643-6758-9

Ⅰ．①营… Ⅱ．①刘… ②尹… Ⅲ．①膳食营养 – 高等
职业教育 – 教材 Ⅳ．①R151.3

中国版本图书馆 CIP 数据核字（2019）第 024614 号

高等职业院校核心课程"十三五"规划教材

营养配餐

主编　刘 丹　尹显锋

责任编辑	张华敏
特邀编辑	陈正余　唐建明
封面设计	何东琳设计工作室

出版发行	西南交通大学出版社
	（四川省成都市二环路北一段 111 号
	西南交通大学创新大厦 21 楼）
邮政编码	610031
发行部电话	028-87600564
官网	http://www.xnjdcbs.com
印刷	四川煤田地质制图印刷厂

成品尺寸	185 mm×260 mm
印张	8
字数	198 千
版次	2019 年 1 月第 1 版
印次	2022 年 1 月第 4 次
定价	32.00 元
书号	ISBN 978-7-5643-6758-9

课件咨询电话：028-81435775
图书如有印装质量问题　本社负责退换
版权所有　盗版必究　举报电话：028-87600562

前　言

　　本书根据全国高职高专食品类专业教学的规范和要求，遵循高职高专学生的理论知识以适度、必需、够用为原则，重视教材内容与国家和行业标准对接，将中华人民共和国卫生行业标准《成人糖尿病患者膳食指南》《高血压患者膳食指导》《高尿酸血症与痛风患者膳食指导》、公共营养师国家职业标准、最新中国居民平衡膳食指南（2016年）、中国居民膳食营养素参考摄入量（2013年）等标准融入教材内容，确保教材的科学性和针对性。书中以公共营养师职业岗位的典型工作任务确定章节内容，从单项到综合，从简单到复杂，科学严谨、衔接有序、结构清晰，能有效地培养学生的实际工作能力，增强教材的可操作性，注重培养学生的语言表达能力以及理解、分析、归纳和判断的能力以及职业素养。

　　本书是一本理论为辅、技能为主的实用技能型教材，内容以"就业为导向、能力为本位、营养配餐实物操作为核心、项目课程为主体"，将整个课程内容分为五个模块，分别是膳食结构与合理烹调、食谱编制的理论和方法、健康个体和群体的食谱编制、营养失衡和相关代谢疾病人群的膳食管理、实验实训。各模块既有独立性又有关联性，独立性是指各模块设计案例、组织教学、突出重点时应该相互独立，要求学生一个模块一个模块地掌握其知识点；关联性是指各模块间存在相互关系，在重难点设计上相互配合，如对营养失衡人群的膳食配制时应参照健康个体的参数来进行。

　　本书由内江职业技术学院刘丹（副教授）、尹显锋（副教授）担任主编，成都农业科技职业学院康珏（副教授）担任副主编。全书编写分工如下：模块一、模块二由刘丹编写，模块三由康珏编写，模块四、模块五由尹显锋编写。全书由刘丹统稿、审稿。

　　本书在编写过程中参考了同行和专家的相关成果和著作，在此向这些成果和著作的原作者表达诚挚的谢意！

　　由于编写的时间和编者的水平所限，本书不足之处在所难免，敬请同行提出宝贵意见，以期修正。

编　者

2018 年 3 月

目　录

模块一　膳食结构与合理烹调

任务一　合理烹调与营养健康

【学习目标】

通过学习使学生掌握烹饪和烹调的概念和烹调的作用；了解食物中营养素的作用以及烹调对营养素的影响；熟悉烹调方式对营养素的影响；重点掌握减少营养素损失的措施和现代饮食的要素。

【学习内容】

人体需要的营养素都包含在各种食物的组织结构中，只有在烹调加热的条件下，食物发生一系列复杂的变化，才能分解成为人体所能消化吸收的营养素；同时，烹调加工也会使一些营养素受到损失。所以，食物真正的营养价值，不仅取决于食物原料的营养价值，还取决于加工过程中营养成分的保存率。因此，烹调加工的方法是不是科学、合理，将直接影响食物的营养质量。作为一名烹调和营养配餐工作者，对合理烹调的了解和掌握是非常重要的。

一、烹饪与烹调

烹饪和烹调是烹饪科学中的两个基本概念，二者既有联系又有区别。

（一）烹饪的本质

烹饪一词，最早见于 2700 多年前的先秦典籍《易经·鼎》中，原文为"以木巽火，亨饪也。"其中，"木"指"燃料"，如"柴、草"之类；"巽"的原意是"风"，此处指"顺风点火"；"亨"在先秦时期与"烹"通用，为"煮"的意思；"饪"既指食物成熟，也指食物生熟程度的标准，是古代"熟食"的通称。"以木巽火，亨饪也。"的意思就是：将食物原料放置在炊具中，添加清水和调味料，用柴草顺风点火煮熟。由此可知，烹饪这一概念在古代包括了炊具、燃料、食物原料、调味品以及烹制方法诸项内容，反映出远古时期先民们的生活状况及其对饮馔的认识。古代的厨务是没有明显分工的，厨师既管做菜，又管做饭，还要酿酒、制酱、屠宰、储藏。

从本质上讲，狭义的烹饪是人们依据一定的目的将食品原材料加工成为饭菜的过程，是做饭、做菜的专门技术，也称烹饪技术。它存在于做饭、做菜的劳动过程之中，厨师是烹饪的操纵者，食品原材料是烹饪的对象，饭菜是烹饪的结果。所以说，烹饪是一个动态的过程，是操纵者根据所掌握的食品科学理论、经验知识和操作技能，借助能源、器具、设备等设计制作出饭菜等食物的过程。

广义的烹饪则包含烹调生产至饮食消费全过程。

（二）烹调的概念

烹调一词出现于宋代，那时候烹调的含义与烹饪基本一样。随着时代的变迁，如今烹调已逐渐演变成为制作菜肴的专门术语。

烹调，是通过加热和调制，将加工、切配好的烹饪原料做熟制成菜肴的操作过程，其中包含两个主要内容：一个是烹，另一个是调。烹就是加热，通过加热的方法将烹饪原料制成菜肴；调就是调味，通过调制，使菜肴滋味可口，色泽诱人，形态美观。

烹调与烹饪的联系和区别表现在：烹调仅指做菜，烹饪则既指做菜又指做饭，前者包容于后者之中，是后者的一个重要组成部分。

二、烹调的作用

（一）烹的作用

"烹"的目的，就是把生的食物通过加热制作成熟的菜肴。

1．杀菌消毒

一般生的食物原料，总是或多或少带有一些致病的细菌或寄生虫，这些微生物通常在85 ℃以上时，生长繁殖就会受到抑制甚至被杀死。

2．分解养分，便于消化

烹制的目的就是为了便于消化。因为烹不仅能使食物软化，而且可以起到类似消化的作用。食物在高温烹制的过程中，会发生一系列物理和化学变化，使营养素初步分解，便于人体消化吸收。例如，生淀粉不易消化，受热后一部分变成糊精，一部分分解为简单的易吸收的糖类，吸收率可达到90%以上；生肉和生蛋中因为含有抗胰蛋白酶，能阻碍胃和胰脏分泌蛋白酶对蛋白质进行消化，但抗胰蛋白酶怕热，遇热后即进行分解，熟的蛋白质就易于消化了。所以"烹"实际上就是人对食物在体外进行的一次初步消化。

3．使食物变得芳香可口

未经过烹制的肉类、蔬菜和谷物，一般没有什么香味，有的食物甚至还有腥、膻、苦、涩等异味。

4．使单一滋味变成复合滋味

食物一经加热，可产生令人愉快的芳香气味。一个菜肴有几种原料，而每一种原料都有其特有的滋味。在烹调前，各种原料的滋味都是独立存在、互不融合的，一经烹调，这些原料就相互融合形成复合的美味。例如常见的萝卜烧肉，滋味相互渗透后，使得萝卜和肉都变得美味可口了。

5．使菜肴色泽鲜艳、形态美观

食物原料通过烹调，可以改善食物的色泽和外观，如虾、蟹受热后，由原来的灰色变为红色；绿叶蔬菜用急火快炒熟后，颜色变得更加青翠碧绿；油炸食物颜色金黄；鱼片经过处理入汤，变得洁白如玉。通常情况下，这些呈色物质是同蛋白质结合在一起的，加热以后从蛋白质中分解出来，因而变成其他颜色或产生增色效应。

（二）调的作用

"调"的目的是为了使菜肴滋味鲜美，色泽美观。

1．除去原料异味

生的食物原料，如牛肉、水产品等，往往有较重的腥、膻气味，还有一些原料含有过多的脂肪。这些异味和脂肪都不适合人的口味要求。虽然加热能去除一部分异味，但不能彻底去除异味。如果在烹饪的同时，适当加入一些葱、姜、蒜、酒、盐、糖、花椒等佐料，就能更好地去除异味，同时对于油脂过多的食品，加入适当的调味品、搭配辅料也可以起到解腻的作用。

2．增进菜肴滋味

所有的调味品，都有提鲜、添香等增加菜肴美味的作用。特别是有些原料淡而无味，难以引起食欲，必须加入调味品或采取其他调味措施，才能成为佳肴。例如豆腐、粉皮、萝卜等食物滋味都是很清淡的，只有在加热时适当加入一些调味料或把它们与鱼、肉等味浓的原料进行搭配，才能使它们变得美味可口。再如鱼翅、海参、燕窝等，虽属山珍海味，富有营养价值，但其本身并没有什么滋味，只有把它们和鸡汤或其他鲜汤一同烹制，才能成为滋味鲜醇的珍贵佳肴。

3．确定菜肴口味

菜肴的口味是通过调味定制的。用相似的加热方法烹制相同的原料，只要调味方法不同，菜肴的口味也会不同，因此，菜肴多种多样的口味是通过调味实现的。例如原料是鲤鱼，同样用"烧"的方法烹制，若用牛奶、盐等调味，则成为咸中带鲜的"白汁鲤鱼"；但用酱油、糖等调味，则成为咸中带甜的"红烧鲤鱼"。可见，调味还是扩大菜肴花色品种、形成各种不同风味的地方菜系的重要手段。战国末期的《吕氏春秋》中的《本味篇》就有这样的说法："调和之事，必以甘、酸、辛、咸，其齐甚微，皆有自起。鼎中之变，精妙微纤，口弗能言，志不能喻，若射御之微，阴阳之化，四时之数。故久而不弊，熟而不烂，甘而不脓，酸而不酷，咸而不减，辛而不烈，澹而不薄，肥而不腻。"其描述的即为烹调之技巧和调味之后要达到的理想效果。

三、食品的营养

食品是人体获得所需热能和营养素的主要来源。人体为了满足生理活动的需要，从食物中摄取、消化和吸收利用营养成分。食物的营养价值由食物中所含营养素的种类、数量及其生理价值来决定。

（一）人体所需的营养素

食物中所含的人体生长发育和维持健康所需的化学成分称为营养素。人体所需的营养素有七种，即蛋白质、碳水化合物、脂肪、无机盐、维生素、水和膳食纤维，它们是人体维持正常生命运转的物质基础。

（二）营养素对人体的作用

食品中的七大营养素能给人体组织提供能量，促进人体组织的细胞发育和再生，维持人体的正常生理机能和生命特征。下面详细介绍这七大营养素对人体的作用。

1. 蛋白质

蛋白质是一种复杂的高分子化合物，含有碳、氢、氧、氮等元素，由氨基酸组成，分为完全蛋白质、半完全蛋白质和不完全蛋白质等。

蛋白质对人体的作用主要有：① 供给生长、更新和修补组织的材料；② 参与构成酶、激素和部分维生素；③ 调节体液与酸碱平衡；④ 供给热能；⑤ 增强免疫力；⑥ 维持神经系统的正常功能；⑦ 遗传信息的控制；⑧ 运输功能；⑨ 参与凝血过程，防止创伤后过度出血；⑩ 肌肉收缩。

蛋白质的主要来源有乳类、蛋类、肉类、大豆、米、麦等。成年人每天需要约 80 g 蛋白质。蛋白质不足会导致发育迟缓、体重减轻；蛋白质过量会加重消化系统和肝脏、肾脏的负担。

2. 碳水化合物

碳水化合物也称为糖类，是为人体提供能量的主要物质。它主要以单糖（葡萄糖、果糖）、双糖（乳糖、蔗糖、麦芽糖）、多糖（淀粉、植物纤维）的形式存在。

碳水化合物对人体的作用主要有：① 提供能量；② 辅助脂肪的氧化，脂肪在糖存在的情况下被氧化分解为 CO_2 和 H_2O，没有糖类的条件下分解为酮体，导致酮酸中毒；③ 保护肝脏，解毒；④ 促进胃肠蠕动和消化；⑤ 节约蛋白质。

碳水化合物的主要来源有糖类、淀粉、五谷杂粮、豆类、根茎类蔬菜、瓜果等。成年人每天需要 300～400 g 的碳水化合物。碳水化合物不足会导致肌体无力，过多会引起发胖。

3. 脂肪

脂肪由脂肪酸和甘油组成，含碳、氧、氢元素，甘油没有营养，人体只吸收脂肪酸。

脂肪对人体的作用主要有：① 提供能量，每克脂肪所提供的热能为同等重量碳水化合物或蛋白质的 2 倍；② 优化食物的形状和口感，引起食欲；③ 提供全身组织细胞膜的结构要素，保护和固定体内器官，并起润滑作用；④ 促进脂溶性维生素的吸收，如脂溶性维生素 A、D、E、K 的吸收和利用。

脂肪的主要来源有动植物油脂、乳制品、蛋黄等。成年人每天需要 50 g 脂肪；脂肪不足会影响脂溶性维生素的吸收，发生皮肤干燥病；脂肪过量会引起消化不良和肥胖。

4. 无机盐

无机盐又称为矿物质。无机盐是人体的重要组成部分，是维持人体正常生理机能不可缺少的物质。人体组织含有钙、磷、铁、碘、铜、锌、钴等 60 多种矿物质。

无机盐对人体的作用主要有：① 构成骨骼、牙齿和毛发的主要成分；② 维持神经、肌肉的正常生理功能；③ 组成酶的成分；④ 维持渗透压，保持酸碱平衡。

无机盐的主要来源有水、蔬菜、水果、乳类、水产品、肉类等。人体无机盐不足和过量都对人体无益，会产生如贫血病、大脖子病、骨质疏松症等。

5. 维生素

维生素是维持人体健康所必需的一类低分子有机化合物，可分为脂溶性维生素（维生素 A、D、E、K）和水溶性维生素（维生素 C 和维生素 B 族）。

常见的维生素对人体的作用主要有：

① 维生素 A 促进体内组织蛋白质的合成，加速生长发育，参与眼球内视紫质的合成或再生，维持正常视觉。

② 维生素 B_1 能预防和治疗脚气病，增进食欲，帮助消化和促进碳水化合物的代谢；维生素 B_2 用来保持口腔和眼睛等肌体健康，促进生长发育；维生素 B_3 维护细胞生长、皮肤健康、消化和神经系统健康；维生素 B_6 维持皮肤、消化和神经系统的健康；维生素 B_{12} 帮助人体红细胞再生。

③ 维生素 C 能促进肌体新陈代谢，增加对疾病的抵抗能力并具有解毒作用。

④ 维生素 D 能促进肠内对钙、磷的吸收和骨内钙的沉积，保证骨骼、牙齿的正常钙化。

维生素 A 的主要来源：肝脏、深色蔬菜、深黄色水果、黄油、蛋黄、全脂奶粉等。

维生素 B_1 的主要来源：瘦肉、心脏、肾脏、豌豆、坚果。

维生素 B_2 的主要来源：牛奶、肝脏、心脏、瘦肉、鸡蛋、绿色蔬菜。

维生素 B_3 的主要来源：金枪鱼、肝脏、瘦肉、鱼类、禽类、花生、谷物、豆类。

维生素 B_6 的主要来源：猪肉、肝脏、心脏、肾脏、牛奶、牛肉、麦芽、香蕉。

维生素 B_{12} 的主要来源：肝脏、肾脏、牛奶、鸡蛋、鱼类、奶酪、瘦肉。

维生素 C 的主要来源：柠檬、草莓、西瓜、西红柿、青椒、菜花、红白薯等。

维生素 D 的主要来源：鱼肝油、肝脏、蛋黄、鲑鱼、金枪鱼、沙丁鱼等。

6. 水

水是人体的重要组成部分，占体重的 65%、血液的 180%。人离不开水，身体代谢需要水。

水对人体的作用主要有：① 作为营养素的溶剂使营养素便于被人体吸收；② 在体内形成各种体液来润滑器官；③ 随血液循环来调节体温；④ 输送营养和氧气，排泄废物。

水的主要来源有蔬菜、水产品、水果、肉类等。成年人每天需要约 3 000 mL 水。每日通过饭、菜、汤、水果摄取水分约 1 000 mL，补充白开水 2 000 mL。

7. 膳食纤维

膳食纤维是一种多糖，它既不能被胃肠道消化吸收，也不能产生能量。膳食纤维分为可溶性膳食纤维和不可溶性膳食纤维。

可溶性膳食纤维的主要来源：果胶、藻胶、魔芋等。可溶性膳食纤维在胃肠道内和淀粉等碳水化合物交织在一起，并延缓后者的吸收，故可以起到降低餐后血糖的作用。

不可溶性膳食纤维的主要来源：全谷类粮食，其中包括麦麸、麦片、全麦粉及糙米、燕麦、全谷类食物、豆类、蔬菜和水果等。不可溶性膳食纤维对人体的作用首先在于促进胃肠道蠕动，加快食物通过胃肠道，减少吸收；另外，不可溶性膳食纤维在大肠中可以吸收水分以软化大便，起到防治便秘的作用。

富含膳食纤维的食物有乌米、麦麸、玉米、糙米、大豆、燕麦、荞麦、茭白、芹菜、苦瓜、水果等。膳食纤维摄入不足会导致"现代文明病"，如肥胖症、糖尿病、高脂血症等，以及增加肠癌、便秘、肠道息肉等疾病的发病率。而摄入过多的膳食纤维会致腹部不适，如增加肠蠕动和增加产气量，影响其他营养素如蛋白质的消化和钙、铁的吸收。

四、烹调对营养素的影响

（一）烹调对蛋白质的影响

食物中所含的不同蛋白质可在不同温度下凝结。随着烹调温度的升高，蛋白质会发生收缩，这个现象在烤肉时尤为明显。烹调适宜的蛋白质是最容易被人体消化吸收的。酸性物质可以帮助蛋白质凝结，帮助结缔组织溶解。烹调时，蛋白质会在水中溶解分解为各种氨基酸，可增加食物的鲜味。

（二）烹调对碳水化合物的影响

烹调会使淀粉颗粒膨胀并吸收水分，发生糊化并产生水解，生成糊精等，以促进消化。

（三）烹调对脂肪的影响

脂肪受烹调的影响较小，温度升高，脂肪会因融化而失去一部分。例如，烤肉时会滴掉一些油。

（四）烹调对矿物质的影响

在烹调时，可溶于水的矿物质，如盐，会溶入汤中，导致部分流失；但不溶于水的钙或铁化合物则不会失去。铁可以从铁制炊具烹调的食物中获得，食物中所含的铁不受烹调影响。用硬水烹调食物可以少量地提高食物中的钙含量。

（五）维生素在烹调过程中的损失

1. 米、面中的维生素在烹调过程中的损失

大米在淘洗过程中，可损失维生素 B_1 30%～60%，维生素 B_2 和烟酸损失 20%～25%，无机盐损失 70%。淘米时搓洗次数越多，浸泡时间越长，营养素损失越多。例如，制作捞饭，是将米煮至半熟后捞出再蒸，如米汤丢弃不吃，将造成 B 族维生素的大量损失；煮面条也有部分营养素溶于汤内；熬粥和做馒头时加碱可使维生素 B_1、B_2 被大量破坏；炸油条由于加碱和高温，可使维生素 B_1 被全部破坏。

表 1-1 所示为不同烹调方式下米饭和面食中的 B 族维生素的保存率。

表 1-1　不同烹调方式下米饭和面食中的 B 族维生素的保存率

食物	原料	烹调方法	硫胺素			核黄素			烟酸		
			烹调前（mg）	烹调后（mg）	保存率（%）	烹调前（mg）	烹调后（mg）	保存率（%）	烹调前（mg）	烹调后（mg）	保存率（%）
饭	稻米(标一)	捞、蒸	0.21	0.07	33	0.06	0.03	50	4.1	1.0	24
饭	稻米(标二)	碗蒸	0.21	0.13	62	0.06	0.06	100	4.1	1.6	30
粥	小米	熬	0.66	0.12	18	0.03	0.03	30	1.8	1.2	67
馒头	富强粉	发酵、蒸	0.07	0.20	28	0.05	0.05	62	1.2	1.1	91
馒头	标准粉	发酵、蒸	0.27	0.19	70	0.06	0.06	86	2.0	1.8	90
面条	富强粉	煮	0.29	0.20	69	0.05	0.05	71	2.6	1.8	73
面条	标准粉	煮	0.61	0.31	51	0.03	0.03	43	2.8	2.2	78
大饼	富强粉	烙	0.35	0.34	97	0.06	0.06	86	2.4	2.3	96
大饼	标准粉	烙	0.48	0.38	79	0.06	0.06	86	2.4	2.4	100
烧饼	标准粉	烙、烤	0.45	0.29	64	0.08	0.08	100	3.5	3.3	94
油条	标准粉	炸	0.49	0	0	0.03	0.03	50	1.7	0.9	52
窝头	玉米面	蒸	0.33	0.33	100	0.14	0.14	100	2.1	2.3	109

2. 蔬菜中的维生素在烹调过程中的损失

蔬菜先切后洗或在水中长时间浸泡，可造成水溶性维生素的丢失。切好的蔬菜放置时间过长，维生素 C 与空气接触会被氧化破坏。烹调加热可造成蔬菜中的维生素不同程度的损失，加热时间越长，损失越多（见表 1-2）。烹调时加碱可保持蔬菜碧绿的颜色，但维生素 B_1、B_2 和维生素 C 会被大量破坏。使用铜制的炊具也能导致维生素 C 被氧化破坏。

表 1-2　不同烹调方式下蔬菜中的维生素的保存率

烹调方法	炒	炖	焯
维生素 C 保存率	40%～90%	75%～90%	—
维生素 B_1 保存率	66%～89%	59%～73%	46%～76%
维生素 B_2 保存率	77%～85%	68%～80%	50%～91%
维生素 B_6 保存率	55%～82%	62%～77%	65%～80%
烟酸保存率	80%～96%	—	55%～100%

五、烹调方式对营养素的影响

（一）煮

煮是以水为媒介烹调食物的方法。一般沸水的温度为 100 ℃。煮的方式对碳水化合物、蛋白质有水解作用，有利于人体消化吸收；对于脂肪和脂溶性维生素基本没有影响；对于水溶性维生素有少量破坏，并使水溶性维生素（V_B、V_C）和矿物质（钙、磷）溶于水中。因此，吃菜最好是连汤一起食用，或以鲜汤作为一些菜肴的调配料。煮菜汤时应水沸后下菜，时间要短；煮骨头时应加一些醋，使钙溶于汤中有利于人体吸收。

（二）蒸

蒸是以蒸汽作为传热介质烹调食物的方法。用水蒸气加热食物既能保持食物的外形，又不破坏食物的风味。蒸的特点在于食物与水并非直接混合在一起加热，这种方式的优点是营养素溶入水中的几率变小，溶出的损失变小；但是对于维生素的破坏仍然无法避免，比如维生素 C、维生素 B_1 在蒸的过程中会被部分破坏。蒸是一个不错的烹调方法，在中医学里，有许多药材补品都会用到蒸或者炖的方式。

（三）炖、焖

炖、焖是指用中火、小火或微火长时间加热食物的烹调方法。炖的时候，温度稳定在100 °C左右。炖、焖所花的时间较长，水量会减少，有益的营养素会溶出到汤汁中。由于温度并不高，所以对于营养素（维生素除外）的破坏不大，其中水溶性维生素、矿物质会溶于汤内，但有部分维生素会被破坏，维生素B_1的损失最多可达到60%~65%。炖的目的主要在于喝汤，所以，如果炖、焖以后的食物能连汤汁也全部吃掉的话，相对来说是个不错的保留营养素的烹饪方法。

（四）炸

炸是用大量的食用油作为传热介质、旺火加热食物的烹调方法；油炸食品可增加脂肪含量，在胃内停留的时间较长，不易消化，饱腹作用强。

原料挂糊与否及油温高低可使油炸制品获得多种不同的质感。挂糊对原料中的营养素有一定的保护作用，可以避免原料中的蛋白质、脂肪等直接与热油接触，同时防止内部水的汽化，使原料内部保存更多的汁液，有利于风味的形成。炸会使食物的营养价值降低，像清炸里脊、炸油条等，高温加热后其中的B族维生素破坏较大，蛋白质严重变性，脂肪发生一系列反应。实验证明，在油温为150 °C~200 °C时炸里脊，其维生素B_1的保存率为86%、维生素B_2的保存率为95%；而油温高于350 °C时，脂肪的聚合反应和分解作用加强，产生对人体有害的低级酮和醛类，使脂肪味感变差，肉中蛋白质焦化，产生强烈的致癌物。因此，油温的控制是油炸菜肴制作的关键。

（五）烤

烤需要高温。烤过的食物香味较浓。肉类经过烧烤之后，脂肪会减少（在烤的过程中油脂析出）。烤制食物，由于焦糖反应和碳氨反应产生有色物质，会使烤肉表面呈现诱人的褐色。但由于长时间高温烧烤，食物容易产生多环芳烃和杂环胺等致癌物。对于营养成分来说，使用烤这种方法会使蛋白质、淀粉、脂肪、维生素发生氧化，营养素被大量破坏，特别是B族维生素被破坏严重。

（六）熏

熏是以气体为主要导热媒介来加工食物的方法。原材料经过腌制或初步处理之后，在熏锅内放上木屑或糖或茶叶以及其他香料，把处理好的原材料放在熏锅格子上盖上盖，锅底加热，使香料燃烧，发生浓烟，吸附在被熏原料的表面上。

熏可使食物别具风味，但也会产生致癌物，同时也会使维生素遭到部分破坏，特别是维生素C的损失较多。脂肪也会因烟熏而有部分损失。

（七）炒

从保留营养的角度来讲，建议使用旺火急炒。在油品新鲜、翻炒手法得当的基础上，旺火急炒能使食物保留60%~80%的维生素C，但对于其他维生素还是会有不同程度的降解，而蛋白质变性、淀粉糊化则更容易让人体吸收，脂肪的变化不大。总的来说，旺火急炒是个很好的烹调方法。

日常采用的烹饪方法对营养素的作用和影响见表1-3。

表 1-3 日常采用的烹饪方法对营养素的作用和影响

烹调方法	时间	选料特点	优点	缺点	建议
烧	中、长	大块原料	油脂乳化,部分蛋白质水解有利于消化吸收	B族维生素、维生素C损失较大	控制添加水量及加热时间
煮	长	荤素皆宜	蛋白质、脂肪酸、无机盐、有机酸和维生素、淀粉等充分溶入汤汁中	水溶性的维生素和无机盐易流失	汤汁合理利用
氽、涮	短	植物原料为主,其次是羊肉、丸子等	营养素破坏较少	水溶性成分易流失	严格控制加热时间并防止外熟里生
炖、焖、熬、煨	中、长	大块动物原料为主	油脂乳化,部分蛋白质水解,有利于消化吸收	维生素损失较多	宜用胶原蛋白质和粗纤维含量丰富的原料,适当搭配植物原料
炸	短、中	适用于各种原料	热能和脂肪含量高,饱腹作用强,促进维生素A、维生素E吸收	易脱水,水溶性维生素破坏大,蛋白质过度变性,脂肪酸被破坏	油温不宜过高,可采用拍粉、上浆、挂糊等方式处理,不宜将油脂反复多次使用
煎、贴、塌	短、中	宜选用蛋白质含量丰富的原料	营养素流失较少	受热不均匀	防止外焦里生
炒、爆、熘	短	原料切配后较细小,易熟	营养素流失少,B族维生素损失也少	维生素C损失较大	有些原料需经过上浆、挂糊等方式处理,成熟后内部温度不低于70℃
熏	长	动物原料	防腐,形成特殊香味	水溶性成分易流失,有致癌物产生	可采用"液体烟熏法"
烤	中、长	整只原料	营养素流失少	维生素损失大,蛋白质过度变性	防止外焦里生,不可在燃油或明火上烤
蒸	中、短	新鲜原料	营养素流失少	B族维生素破坏较多	选择蛋白质和纤维多的原料

六、减少营养素损失的措施

食物的合理烹调对人体的消化、吸收和健康有益。烹调食物如果不采用合适的方法,会使很多营养素减少或被破坏。为了让食用者能从食物中获得合理的营养成分,烹调工作者不仅要根据原料的营养素含量进行科学的菜肴设计和原料搭配,还要通过合理的烹调加工,尽量减少营养素的损失,以提高食物在人体中的利用率,增进人体健康。

（一）原料的选择

原料的选择是烹饪过程的开始。应该选择新鲜、细嫩的原料，不要选择陈旧、变质的原料，因为陈旧、变质的原料其营养素已被破坏，没有营养价值，尤其是蔬菜和水果，应采用现吃现购的方法，不要在仓库中贮存，其他原料也不应贮存过长时间。冷冻的肉、禽、鱼烹调前最好自然解冻，以减少营养素损失。

（二）合理洗涤、科学切配

① 原料购回后，经过认真整理，去除不可食用部分，如削去硬皮、剃去黄叶、清除污物。整理时，能够吃的尽量保留，以免浪费，但腐烂变质的部分一定要去除。对于人们不常食用而弃之的部分也可合理利用，如芹菜叶、莴笋叶都可以吃，而且它们的铁和胡萝卜素含量都很高。

② 经过整理后的原料，用清水进行认真的清洗。清洗时，注意洗去污物，不要用水长时间浸泡，以免造成水溶性维生素和无机盐的过多流失。洗净后用可以滤水的器具盛放，并根据不同的部位和用途将原料分开。

③ 在烹调之前，还要对原料进行切配，以减少水溶性维生素的流失。原料（尤其是蔬菜和水果）不要切得过碎，以免原料中易氧化的营养素因与空气接触的机会增多而加大损失。加工原料时尽量做到现切现烹，现烹现吃。

④ 计划备料。备料时要根据就餐人数的具体情况，准确计算切配数量。否则，一旦原料切配得过多，超出了烹调或食用所需，就只能放置，而原料切配后放置的时间越长，其营养素损失就越多。

（三）主食的正确烹调方法

① 淘米时不要用力搓洗。大米在淘洗过程中可损失维生素 B_1 30%~60%，维生素 B_2 和尼克酸损失 20%~25%，无机盐损失 70%。淘米时搓洗次数越多，浸泡时间越长，营养素损失越多。

② 煮饭时尽量不丢弃米汤。制作捞饭时，将米煮至半熟后捞出再蒸，如米汤丢弃不吃，将造成 B 族维生素的大量损失。煮面条也有部分营养素溶于汤内。

③ 熬粥和制作面食时不要加碱。熬粥和做馒头时加碱可使维生素 B_1、B_2 被大量破坏。炸油条由于加碱和高温，可使维生素 B_1 被全部破坏。

④ 日常膳食宜粗细搭配，主食中加一些粗粮、杂粮。

（四）副食的正确烹调方法

1. 沸水焯料

为了满足菜的烹调要求（去异味、缩短烹调时间），有些原料要进行焯水处理。焯水时一定要大火沸水，加热时间短，操作时间迅速。例如，土豆放在冷水中煮熟，维生素 C 的保存率为 60%；若土豆放在沸水中煮熟，则维生素 C 的保存率可达 90%。这是因为蔬菜原料中含有某些氧化酶（在 50 ℃~60 ℃ 时活性最强）易使维生素 C 氧化破坏，而沸水温度达到 80 ℃以上，能使氧化酶的活性丧失，从而减少维生素 C 的氧化破坏。当然，能不焯水的蔬菜尽量不要焯水，以减少蔬菜中维生素的流失。但对于某些含草酸较多的蔬菜如苋菜、菠菜等，焯水是必要的，因为通过焯水可以除去较多的草酸，以降低人体内形成结石的概率，并有利于钙、铁在人体内的吸收。

2. 上浆、挂糊

挂糊和上浆是烹调前的重要步骤，对菜肴的色、香、味、形有很大的影响，其主要作用如下：

① 保持原料中的水分和鲜味：凡是鸡、肉、鱼等韧性原料，在旺火热油的高温中，水分耗散得快，鲜味也会随着水分外散，这样制作出来的菜肴质地老、味不鲜，通过挂糊、上浆的处理，原料外部被一层浆保护着，热油不易进入原料内部，同时黏性糊浆受热后会凝结成一层薄膜，使原料中的水分和鲜味不致于往外散溢，这样制作出来的菜肴外部香脆、内部松软，有的外部柔软、滑润，内部鲜嫩可口。

② 保持和增加菜肴的营养成分：鸡、肉、鱼等原料如果直接与高温的热油接触，蛋白质、脂肪、维生素等营养成分均会遭到一定破坏，通过挂糊、上浆等处理，原料中的营养成分不易溢出，损失较小。此外，糊浆本身是由淀粉和鸡蛋等组成的，可以补偿原料中营养成分的不足，从而增加了菜肴的营养成分。

3. 旺火急炒

各种副食原料通过旺火急炒的方法，可以缩短菜肴的加热时间，降低原料中营养素的损失率。例如，猪肉切丝，旺火急炒，其维生素 B_1 的损失率为 13%；而切成块用文火炖，维生素 B_1 的损失率为 65%。

4. 加醋

酸能保护食物原料中维生素少受氧化而不被破坏，故制作凉拌菜时可提前放醋，这样不仅保护了原料中的维生素，还有杀菌的作用。烹调动物原料时，可先放醋，如红烧鱼、糖醋排骨等，先放醋可以使原料中的钙容易被人体吸收。碱会造成食物中维生素和矿物质的大量损失，因此烹调各种食物均不要加碱。

5. 勾芡收汁

勾芡收汁可使汤汁变浓，与菜肴充分融合，减少了营养素的流失，又使菜肴美味可口，特别是淀粉中的谷胱甘肽所含的硫氢基，具有保护维生素 C 的作用。有些动物性原料如肉类也含有谷胱甘肽，若与蔬菜一起烹调也具有同样的作用。

6. 现做现吃

现做现吃主要是能减少原料特别是蔬菜在放置过程中营养素的损失。如蔬菜炒熟后，放置 1 小时维生素 C 损失 10%，放置 2 小时维生素 C 损失 14%；另外，蔬菜中的盐会导致渗透压增大而使蔬菜中的水溶性维生素过多析出而损失。

7. 酵母发酵

制作面食时，尽量采用新鲜酵母或干酵母。这样不仅保护了面食中的维生素，还会因酵母菌的大量繁殖增加了面粉中 B 族维生素的含量，同时还能破坏面粉中的植酸盐，改善某些营养素消化吸收不良的状况。

8. 合理选择导热物质

一般来说，肉类原料选用水导热烹制有利于蛋白质、脂肪的分解，从而提高其消化吸收率，同时其中的脂溶性维生素也不易损失。而蔬菜用油导热，通过急火快炒后，能较大程度地保存水溶性维生素，同时也能保证其鲜嫩可口、容易消化。

9. 使用铁锅，避免使用铜制炊具

使用铜制炊具会导致维生素 C 氧化破坏，而使用铁锅可以增加食物中铁的含量。

10. 煎、炸食品要控制油温

煎炸时油的温度要控制在 200 ℃以下，最好控制在 170 ℃~200 ℃。油脂在高温下反复使用可产生多环芳烃化合物——苯并(a)芘，它具有致癌、致基因突变的作用。煎炸用油的加热时间不宜过长，尽量减少反复使用的次数，油脂颜色变为深褐色且黏稠时不可再使用。

11. 烹调搭配

烹调搭配是指不同菜肴的烹调搭配，这种烹调方式可以提高菜肴中营养素的保存率与生物学价值，即可补充单一菜肴营养素的不足，又可保护蔬菜中的营养素不受破坏。例如青椒炒肉，肉中的谷胱甘肽所含的硫氢基可以保护青椒中的维生素 C 不受损坏。

七、现代饮食要素

适宜的营养只是健康饮食中的一项因素，随着越来越多有关饮食与健康的研究，众多消费者逐渐改变了自己的饮食习惯，以求健康和长寿。现代饮食要素应包括热量、脂肪、钠、膳食纤维、食物过敏、素食。

（一）热量

热量以"卡"为单位，是食物中的能量标志。一般来说，吸收的热量超出人体的需求量，人就会增加体重；而吸收的热量不足，人就会减少体重。人体吸收多少热量合适，这与人们的性别、年龄、体型、职业有关。运动多的人需要的热量多一些；而随着年龄的增大，人体对热量的需求就会减少；一般来说，妇女需要的热量比男人少。

（二）脂肪

脂肪有饱和脂肪和不饱和脂肪两种。人们应尽量避免摄入过多的饱和脂肪（主要来自动物性食物），过多的饱和脂肪会引发多种肿瘤疾病，还会使胆固醇升高，而高胆固醇又可引发心血管疾病；不饱和脂肪（主要来自植物性食物）是较为健康的脂肪，甚至可以降低部分人的胆固醇。

（三）钠

钠是食盐中的无机成分，可以作为食物调料或保鲜剂，其作用是增加食物的味道。钠的摄入量应适量，过高会引起高血压、心脏病、脑中风、肾病等疾病，危害人的身体健康。

（四）膳食纤维

近年来，越来越多的研究证明：冠心病、糖尿病、肠胃疾病、肥胖等生活中常见的慢性疾病的起因不仅是因为过多食用了高热量、高脂肪的食物，还因为日常生活中膳食纤维的摄入严重不足。一项调查结果表明，我国每人每天的膳食纤维摄入量平均仅为 12 g，而一般来说，要想达到健康标准，每人每天膳食纤维的摄入量至少应在 25 g 以上。

（五）食物过敏

有些食物易引起人们过敏。食物过敏是人体免疫系统对食物的异常反应。食物过敏的通常症状是皮肤出现红疹或瘙痒，肠胃系统不适。因此，一旦发现自己对某种食物过敏，则应尽量避免再食用。

（六）素食

现代社会，越来越多的人选择素食。素食者一般都避免吃肉，他们的基本食物为：蔬菜、水果、粮食、豆类、坚果类等。素食者通常有以下几种类型：纯粹素食者，绝对不食用动物类食物，包括牛奶、奶酪、蜂蜜等；奶类素食者，在食物中不排除奶制品；蛋类素食者，在食物中不排除蛋类食品；奶蛋类素食者，在食物中不排除奶类和蛋类食品。

【小　结】

营养配餐工作者和烹调工作者应懂得食物原料的营养成分、人体所需的营养素及分量，应依据配餐对象的身体健康状况，在制作菜肴时合理选择食物原料并进行科学搭配，选择合适的加工和烹调方法，尽量减少营养素的流失，避免产生对人体有害的物质，确保配餐对象摄取合理的营养成分，以维护身体健康。

任务二　中国居民膳食营养素参考摄入量

【学习目标】

通过学习使学生了解中国居民膳食营养素参考摄入量的来源；掌握膳食营养素参考摄入量（DRIs）的定义和平均需要量（EAR）、推荐摄入量（RNI 或 RDA）、适宜摄入量（AI）和可耐受最高摄入水平（UL）的含义和意义；理解营养素摄入不足或过多的危险性；学会用中国营养学会提出的膳食营养素参考摄入量（DRIs）来评价膳食和计划膳食。

【学习内容】

为了保持身体健康及日常活动所需，人类必须每日从膳食中获得各种营养物质。人体对各种营养素的需要量因年龄、性别和生理状况而异，过多或不足对人体都是有害的。

为了避免营养素摄取不足，早期的营养学家从 20 世纪开始就建议营养素的参考摄入量。20 世纪 40 年代到 80 年代，许多国家都制订了适合自己国家人民的营养素推荐供给量。

我国于 1955 年制订了《每日膳食中营养素供给量（RDA）》作为设计和评价膳食的质量标准，并作为制订食物发展计划和指导食品加工的参考依据。

一、每日膳食营养素供给量（RDA）的定义与应用

每日膳食营养素供给量（Recommended dietary allowance，简称 RDA）的制定基础是营养素生理需要量。

我国在 1938 年由中华医学会公共卫生委员会制订了《中国民众最低限度之营养需要》，提出了成人每天应摄取 1.5 g/kg 的蛋白质，同时应注意钙、磷、铁、碘和维生素 A、B、C、D 的摄入以防缺乏。1952 年我国首次提出了 RDA，并先后多次修订了 RDA 标准。我国制订居民膳食营养素参考摄入量的历史沿革见表 1-4。

表 1-4 我国制订居民膳食营养素参考摄入量的历史沿革

版　本	刊出情况
1938 年《中国民众最低限度之营养需要》	《中华医学会特刊》第 10 号（1938）
1952 年《膳食营养素需要量表》	《食物成分表》（1952）
1955 年《每日膳食中营养素供给量（RDAs）》	《食物成分表》（修订本）（1956）
1962 年《每日膳食中营养素供给量（RDAs）》	《食物成分表》（第三版）（1962）
1981 年《每日膳食中营养素供给量（RDAs）》	《营养学报》（1981,3:185）
1988 年《推荐的每日膳食中营养素供给量（RDAs）》	《营养学报》（1990,12:1）
2000 版《中国居民膳食营养素参考摄入量（DRIs）》	中国轻工出版社（2000）
2013 版《中国居民膳食营养素参考摄入量（DRIs）》	科学出版社（2014）

（一）营养素生理需要量

营养素生理需要量是指维持正常生理功能和机体健康的能量与营养素的需要量。这是根据长期的膳食调查、营养生理、生化试验，结合机体的不同生理情况和劳动条件制订的。

正常生理状态和活动是指：① 能保持人体健康；② 达到应有的发育水平；③ 能充分发挥效率地完成各项体力和脑力活动。（注意：生理需要量不适合应急状况。）

（二）每日膳食营养素供给量（RDA）

每日膳食营养素供给量（RDA）是指在生理需要量的基础上，考虑了人群安全率而制订的膳食中适宜的热能和营养素需要量。

人群安全率是指：① 个体差异性；② 消化吸收损失；③ 加工烹调损失；④ 应激等特殊情况需要量的波动；⑤ 社会、经济条件（如地理条件影响食物生长状况，经济条件影响居民消费等）。

每日膳食营养素供应量（RDA）应略高于生理需要量（但能量一般不主张无限制地增高）。营养素 RDA 以该人群平均需要量的两个标准差作为安全率，能量 RDA 则仅是指该人群的平均需要量。

（三）RDA 的应用

RDA 是为了保证正常人体健康而提出的膳食质量标准，可作为设计和评价群体膳食标准的依据，并作为国家和地方制订和发展食品经济计划和指导食品加工的参考。

RDA 的局限性：制订 RDA 的目的主要是预防营养素缺乏病，没有考虑预防慢性病的问题和过量摄入的危险性。

二、膳食营养素参考摄入量

1998 年，中国营养学会认为制订中国居民 DRIs 的时机已经成熟，并成立了"中国居民膳食营养素参考摄入量专家委员会"着手开展制订工作。该委员会下设 5 个工作组，即：① 能量及宏量营养素工作组；② 常量元素工作组；③ 微量元素工作组；④ 维生素工作组；⑤ 其他膳食成分工作组。这 5 个工作组经过两年多的努力，于 2000 年 10 月出版了《中国居民膳食营养素参考摄入量（DRIs）》。

《中国居民膳食营养素参考摄入量（DRIs）》是在 RDA 的基础上发展起来的一组每日膳食营养素摄入量的参考值，包括平均需要量（EAR）、推荐摄入量（RNI 或 RDA）、适宜摄入量（AI）和可耐受最高摄入水平（UL）。

（一）平均需要量（EAR）

平均需要量（EAR）是指某一特定性别、年龄及生理状况的群体中各个个体需要量的平均值。

设定平均需要量（EAR）的意义：① EAR 是制订 RNI 的基础；② 计划或评价人群的膳食摄入量；③ 针对个体，可以检查某项营养素摄入量不足的可能性；④ 此摄入水平可满足该群体中 50% 个体的需要，但不能满足另外 50% 个体的需要。

（二）推荐摄入量（RNI）

推荐摄入量（RNI）相当于 RDA，是可以满足某一特定性别、年龄及生理状况的群体中绝大多数（97%～98%）个体需要量的摄入水平。

设定推荐摄入量（RNI）的意义：可以作为个体每日摄入该营养素的目标值。

RNI 是以 EAR 为基础制订的。如已知 EAR 的标准差（SD），RNI = EAR+2×SD。如果不能计算 SD，则 RNI = 1.2×EAR。

（三）适宜摄入量（AI）

当无法计算出 EAR，因而不能求得 RNI 时，可设定适宜摄入量（AI）来代替 RNI。适宜摄入量（AI）是通过观察或实验获得的健康人群对某种营养素的摄入量。如纯母乳喂养的足月产健康婴儿，从出生到 4～6 个月龄，其营养素全部来自母乳。母乳所提供的各种营养素数量就是婴儿的 AI 值。

设定适宜摄入量（AI）的意义：AI 是个体摄入营养素数量的目标值，是限制过多摄入的标准。

AI 和 RNI 的相同点：都可作为个体摄入量的目标，两者都能满足目标人群中几乎所有个体的需要。

AI 和 RNI 的区别：AI 的准确性远不如 RNI，可能明显高于 RNI。因此使用 AI 时要更加小心。

（四）可耐受最高摄入量（UL）

可耐受最高摄入量（UL）是人体平均每日可以摄入该营养素的最高量。

可耐受最高摄入量（UL）指的是这一摄入水平在生物学上一般是可以耐受的，对一般人群中的几乎所有个体都可能不至于损害健康，但并不表示达到这一水平时对人体可能是有益的。UL 不作为建议的摄入水平。

设定可耐受最高摄入量（UL）的意义：小于 UL 时，肯定不会发生毒副作用（针对个体）；大于 UL 时，发生毒副作用的危险性增加。

三、营养素摄入不足或过多的危险性

人体每天都需要从膳食中获得一定量的各种必需营养成分。当一个人群的平均摄入量达到 EAR 水平时，人群中有半数个体的需要量可以得到满足；当摄入量达到 RNI 水平时，几乎所有个体都没有发生缺乏症的危险。摄入量在 RNI 和 UL 之间是一个安全摄入范围，一般不会发生缺乏也不会中毒。摄入量超过 UL 水平再继续增加，则产生毒副作用的可能性随之增加（见图 1-1）。

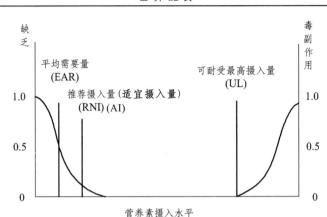

图 1-1　营养素摄入不足和过多的危险性图解

四、中国营养学会提出的膳食营养素参考摄入量（DRIs）

中国营养学会提出的《中国居民膳食营养素参考摄入量（DRIs）》部分节选见表1-5～表1-11。

表 1-5　中国居民膳食能量需要量（2013）

年龄(岁)/生理阶段	能量（MJ/d）						能量（kcal/d）					
	轻体力活动水平		中体力活动水平		重体力活动水平		轻体力活动水平		中体力活动水平		重体力活动水平	
	男	女	男	女	男	女	男	女	男	女	男	女
0 ~	—	—	0.38MJ/(kg·d)	0.38MJ/(kg·d)	—	—	—	—	90kcal/(kg·d)	90kcal/(kg·d)	—	—
0.5 ~	—	—	0.33MJ/(kg·d)	0.33MJ/(kg·d)	—	—	—	—	80kcal/(kg·d)	80kcal/(kg·d)	—	—
1 ~	—	—	3.77	3.35	—	—	—	—	900	800	—	—
2 ~	—	—	4.60	4.18	—	—	—	—	1,100	1,000	—	—
3 ~	—	—	5.23	5.02	—	—	—	—	1,250	1,200	—	—
4 ~	—	—	5.44	5.23	—	—	—	—	1,300	1,250	—	—
5 ~	—	—	5.86	5.44	—	—	—	—	1,400	1,300	—	—
6 ~	5.86	5.23	6.69	6.07	7.53	6.90	1,400	1,250	1,600	1,450	1,800	1,650
7 ~	6.28	5.65	7.11	6.49	7.95	7.32	1,500	1,350	1,700	1,550	1,900	1,750
8 ~	6.9	6.07	7.74	7.11	8.79	7.95	1,650	1,450	1,850	1,700	2,100	1,900
9 ~	7.32	6.49	8.37	7.53	9.41	8.37	1,750	1,550	2,000	1,800	2,250	2,000
10 ~	7.53	6.90	8.58	7.95	9.62	9.00	1,800	1,650	2,050	1,900	2,300	2,150
11 ~	8.58	7.53	9.83	8.58	10.88	9.62	2,050	1,800	2,350	2,050	2,600	2,300
14 ~	10.46	8.37	11.92	9.62	13.39	10.67	2,500	2,000	2,850	2,300	3,200	2,550
18 ~	9.41	7.53	10.88	8.79	12.55	10.04	2,250	1,800	2,600	2,100	3,000	2,400
50 ~	8.79	7.32	10.25	8.58	11.72	9.83	2,100	1,750	2,450	2,050	2,800	2,350
65 ~	8.58	7.11	9.83	8.16	—	—	2,050	1,700	2,350	1,950	—	—
80 ~	7.95	6.28	9.20	7.32	—	—	1,900	1,500	2,200	1,750	—	—
孕妇(早)	—	+0	—	+0	—	+0	—	+0	—	+0	—	+0
孕妇(中)	—	+1.25	—	+1.25	—	+1.25	—	+300	—	+300	—	+300
孕妇(晚)	—	+1.90	—	+1.90	—	+1.90	—	+450	—	+450	—	+450
乳母	—	+2.10	—	+2.10	—	+2.10	—	+500	—	+500	—	+500

注：未制定参考值者用"—"表示；1 kcal = 4.184 kJ。

表 1-6 中国居民膳食蛋白质、碳水化合物、脂肪和脂肪酸的参考摄入量（2013）

| 年龄(岁)/ 生理阶段 | 蛋白质* | | | | 总碳水化合物 | 亚油酸 | 亚麻酸 | EPA+DHA |
	EAR(g/d)		RNI(g/d)		EAR(g/d)	AI(%E)	AI(%E)	AI(mg)
	男	女	男	女				
0 ～	—	—	9(AI)	9(AI)	—	7.3(150 mg)	0.87	100b
0.5 ～	15	15	20	20	—	6.0	0.66	100 b
1 ～	20	20	25	25	120	4.0	0.60	100 b
3 ～	25	25	30	30	120	4.0	0.60	—
7 ～	30	30	40	40	120	4.0	0.60	—
11 ～	50	45	60	55	150	4.0	0.60	—
14 ～	60	50	75	60	150	4.0	0.60	—
18 ～	60	50	65	55	120	4.0	0.60	—
50 ～	60	50	65	55	120	4.0	0.60	—
65 ～	60	50	65	55	120	4.0	0.60	—
80 ～	60	50	65	55	120	4.0	0.60	—
孕妇(早)	—	+0	—	+0	130	4.0	0.60	250(200b)
孕妇(中)	—	+10	—	+15	130	4.0	0.60	250(200b)
孕妇(晚)	—	+25	—	+30	130	4.0	0.60	250(200b)
乳母	—	+20	—	+25	160	4.0	0.60	250(200b)

注：①蛋白质细分的各年龄段参考摄入量见正文；②a 为花生四烯酸，b 为 DHA；③未制定参考值者用"—"表示；④ E% 为占能量的百分比。

表 1-7 中国居民膳食宏量营养素的可接受范围（U-AMDR）（2013）

年龄(岁)/ 生理阶段	总碳水化合物 (%E)	糖* (%E)	总脂肪 (%E)	饱和脂肪酸 (%E)	n-6 多不饱和 脂肪酸 (%E)	n-3 多不饱和 脂肪酸 (%E)	EPA+DHA (g/d)
0 ～	60(AI)	—	48(AI)	—	—	—	—
0.5 ～	85(AI)	—	40(AI)	—	—	—	—
1 ～	50 ～ 65	—	35(AI)	—	—	—	—
4 ～	50 ～ 65	≤10	20 ～ 30	<8	—	—	—
7 ～	50 ～ 65	≤10	20 ～ 30	<8	—	—	—
11 ～	50 ～ 65	≤10	20 ～ 30	<8	—	—	—
14 ～	50 ～ 65	≤10	20 ～ 30	<8	—	—	—
18 ～	50 ～ 65	≤10	20 ～ 30	<10	2.5 ～ 9	0.5 ～ 2.0	0.25 ～ 2.0
50 ～	50 ～ 65	≤10	20 ～ 30	<10	2.5 ～ 9	0.5 ～ 2.0	0.25 ～ 2.0
65 ～	50 ～ 65	≤10	20 ～ 30	<10	2.5 ～ 9	0.5 ～ 2.0	—
80 ～	50 ～ 65	≤10	20 ～ 30	<10	2.5 ～ 9	0.5 ～ 2.0	—
孕妇(早)	50 ～ 65	≤10	20 ～ 30	<10	2.5 ～ 9	0.5 ～ 2.0	—
孕妇(中)	50 ～ 65	≤10	20 ～ 30	<10	2.5 ～ 9	0.5 ～ 2.0	—
孕妇(晚)	50 ～ 65	≤10	20 ～ 30	<10	2.5 ～ 9	0.5 ～ 2.0	—
乳母	50 ～ 65	≤10	20 ～ 30	<10	2.5 ～ 9	0.5 ～ 2.0	—

注：①*外加的糖；②未制定参考值者用"—"表示；③ E% 为占能量的百分比。

表 1-8　中国居民膳食维生素的推荐摄入量或适宜摄入量（2013）

年龄(岁)/生理阶段	V_A 男	V_A 女	V_D	V_E(AI) mg	V_K(AI)	V_B1 男	V_B1 女	V_B2 男	V_B2 女	V_B6	V_B12	泛酸(AI)	叶酸	烟酸 男	烟酸 女	胆碱(AI) 男	胆碱(AI) 女	生物素(AI)	V_C
	μgRAE/d		μg/d	α-TE/d	μg/d	mg/d		mg/d		mg/d	mg/d	mg/d	μgDFE/d	mgNE/d		mg/d		mg/d	mg/d
0~	300(AI)		10(AI)	3	2	0.1(AI)		0.4(AI)		0.2(AI)	0.3(AI)	1.7	65(AI)	2(AI)		120		5	40(AI)
0.5~	350(AI)		10(AI)	4	10	0.3(AI)		0.5(AI)		0.4(AI)	0.6(AI)	1.9	100(AI)	3(AI)		150		9	40(AI)
1~	310		10	6	30	0.6		0.6		0.6	1.0	2.1	160	6		200		17	40
4~	360		10	7	40	0.8		0.7		0.7	1.2	2.5	190	8		250		20	50
7~	500		10	9	50	1.0		1.0		1.0	1.6	3.5	250	11	10	300		25	65
11~	670	630	10	13	70	1.3	1.1	1.3	1.1	1.3	2.1	4.5	350	14	12	400		35	90
14~	820	620	10	14	75	1.6	1.3	1.5	1.2	1.4	2.4	5.0	400	16	13	500	400	40	100
18~	800	700	10	14	80	1.4	1.2	1.4	1.2	1.4	2.4	5.0	400	15	12	500	400	40	100
50~	800	700	10	14	80	1.4	1.2	1.4	1.2	1.6	2.4	5.0	400	14	12	500	400	40	100
65~	800	700	15	14	80	1.4	1.2	1.4	1.2	1.6	2.4	5.0	400	14	11	500	400	40	100
80~	800	700	15	14	80	1.4	1.2	1.4	1.2	1.6	2.4	5.0	400	13	10	500	400	40	100
孕妇(早)	+0		+0	+0	+0	+0		+0		+0.8	+0.5	+1.0	+200	+0		+20		+0	+0
孕妇(中)	+70		+0	+0	+0	+0.2		+0.2		+0.8	+0.5	+1.0	+200	+0		+20		+0	+15
孕妇(晚)	+70		+0	+0	+0	+0.3		+0.3		+0.8	+0.5	+1.0	+200	+0		+20		+0	+15
乳母	+600		+0	+3	+5	+0.3		+0.3		+0.3	+0.8	+2.0	+150	+3		+120		+10	+50

表 1-9　中国居民膳食矿物质的推荐摄入量或适宜摄入量（2013）

年龄(岁)/生理阶段	钙	磷	钾(AI)	镁	钠(AI)	氯(AI)	铁 男	铁 女	锌 男	锌 女	碘	硒	铜	钼	氟(AI)	锰(AI)	铬(AI)
	mg/d	mg/d	mg/d	mg/d	mg/d	mg/d	mg/d		mg/d		μg/d	μg/d	mg/d	μg/d	mg/d	mg/d	μg/d
0~	200(AI)	100(AI)	350	20(AI)	170	260	0.3(AI)		2.0(AI)		85(AI)	15(AI)	0.3(AI)	2(AI)	0.01	0.01	0.2
0.5~	250(AI)	180(AI)	550	65(AI)	350	550	10		3.5		115(AI)	20(AI)	0.3(AI)	3(AI)	0.23	0.7	4.0
1~	600	300	900	140	700	1100	9		4.0		90	25	0.3	40	0.6	1.5	15
4~	800	350	1200	160	900	1400	10		5.5		90	30	0.4	50	0.7	2.0	20
7~	1000	470	1500	220	1200	1900	13		7.0		90	40	0.5	65	1.0	3.0	25
11~	1200	640	1900	300	1400	2200	15	18	10	9.0	110	55	0.7	90	1.3	4.0	30
14~	1000	710	2200	320	1600	2500	16	18	12	8.5	120	60	0.8	100	1.5	4.5	35
18~	800	720	2000	330	1500	2300	12	20	12.5	7.5	120	60	0.8	100	1.5	4.5	30
50~	1000	720	2000	330	1400	2200	12	12	12.5	7.5	120	60	0.8	100	1.5	4.5	30
65~	1000	700	2000	320	1400	2200	12	12	12.5	7.5	120	60	0.8	100	1.5	4.5	30
80~	1000	670	2000	310	1300	2000	12	12	12.5	7.5	120	60	0.8	100	1.5	4.5	30
孕妇(早)	+0	+0	+0	+40	+0	+0	+0		+2		+110	+5	+0.1	+10	+0	+0.4	+1.0
孕妇(中)	+200	+0	+0	+40	+0	+0	+4		+2		+110	+5	+0.1	+10	+0	+0.4	+4.0
孕妇(晚)	+200	+0	+0	+40	+0	+0	+9		+2		+110	+5	+0.1	+10	+0	+0.4	+6.0
乳母	+200	+0	+400	+0	+0	+0	+4		+4.5		+120	+18	+0.6	+3	+0	+0.3	+7.0

表 1-10 中国居民膳食微量营养素平均需要量（2013）

年龄(岁)/生理阶段	VA男 (μgRAE/d)	VA女	VD (μg/d)	VB1男 (mg/d)	VB1女	VB2男 (mg/d)	VB2女	VB6 (mg/d)	VB12 (mg/d)	叶酸 (μgDFE/d)	烟酸男 (mgNE/d)	烟酸女	VC (mg/d)	Ca (mg/d)	P (mg/d)	Mg (mg/d)	Fe男 (mg/d)	Fe女	Zn男 (mg/d)	Zn女	I (μg/d)	Se (μg/d)	Cu (mg/d)	Mo (μg/d)
0 ~	—	—	—	—	—	—	—	—	—	—	—	—	—	—	—	—	—	—	—	—	—	—	—	—
0.5 ~	—	—	—	—	—	—	—	—	—	—	—	—	—	—	—	—	7		3.0		—	—	—	—
1 ~	220		8	0.5		0.5		0.5	0.8	130	5	5	35	500	250	110	6		3.0		65	20	0.25	35
4 ~	260		8	0.6		0.6		0.6	1.0	150	7	6	40	650	290	130	7		4.5		65	25	0.3	40
7 ~	360		8	0.8		0.8		0.8	1.3	210	9	8	55	800	400	180	10		6.0		65	35	0.4	55
11 ~	480	450	8	1.1	1.0	1.1	0.9	1.1	1.8	290	11	10	75	1000	540	250	11	14	8.0	7.5	75	45	0.55	75
14 ~	590	440	8	1.3	1.1	1.3	1.0	1.2	2.0	320	14	11	85	800	590	270	12	14	9.5	7.0	85	50	0.6	85
18 ~	560	480	8	1.2	1.0	1.2	1.0	1.2	2.0	320	12	10	85	650	600	280	9	15	10.5	6.0	85	50	0.6	85
50 ~	560	480	8	1.2	1.0	1.2	1.0	1.3	2.0	320	12	10	85	800	600	280	9	9	10.5	6.0	85	50	0.6	85
65 ~	560	480	8	1.2	1.0	1.2	1.0	1.3	2.0	320	11	9	85	800	590	270	9	9	10.5	6.0	85	50	0.6	85
80 ~	560	480	8	1.2	1.0	1.2	1.0	1.3	2.0	320	11	9	85	800	560	260	9	9	10.5	6.0	85	50	0.6	85
孕妇(早)	—	+0	+0	—	+0	—	+0	+0.7	+0.4	+200	—	+0	+0	+0	+0	+30	—	+0	—	+1.7	+75	+4	+0.1	+7
孕妇(中)	—	+50	+0	—	+0	—	+0.1	+0.7	+0.4	+200	—	+0	+10	+160	+0	+30	—	+4	—	+1.7	+75	+4	+0.1	+7
孕妇(晚)	—	+50	+0	—	+0.2	—	+0.2	+0.7	+0.4	+200	—	+0	+10	+160	+0	+30	—	+7	—	+1.7	+75	+4	+0.1	+7
乳母	—	+400	+0	—	+0.2	—	+0.2	+0.2	+0.6	+130	—	+2	+40	+160	+0	+3	—	+3.8	—		+85	+15	+0.5	+3

未制定参考值者用"-"表示

表 1-11 中国居民膳食微量营养素的可耐受最高摄入量（2013）

年龄(岁)	VA (μgRAE/d)	VD (μg/d)	VE (mgα-TE/d)	VB6 (mg/d)	叶酸 (μg/d)	烟酸 (mgNE/d)	烟酰胺 (mg/d)	胆碱 (mg/d)	VC (mg/d)	Ca (mg/d)	P (mg/d)	Fe (mg/d)	Zn (mg/d)	I (μg/d)	Se (μg/d)	Cu (mg/d)	Mo (μg/d)	F (mg/d)	Mn (mg/d)
0 ~	600	20	—	—	—	—	—	—	—	1000	—	—	—	—	55	—	—	—	—
0.5 ~	600	20	—	—	—	—	—	—	—	1500	—	—	—	—	80	—	—	—	—
1 ~	700	20	150	20	300	10	100	1000	400	1500	—	20	8	—	100	2	200	0.8	—
4 ~	900	30	200	25	400	15	130	1000	600	2000	—	30	12	200	150	3	300	1.1	3.5
7 ~	1500	45	350	35	600	18	180	1500	1000	2000	—	35	19	300	200	4	450	1.7	5.0
11 ~	2100	50	500	45	800	25	240	2000	1400	2000	—	40	28	400	300	6	650	2.5	8
14 ~	2700	50	600	55	900	30	280	2500	1800	2000	—	40	35	500	350	7	800	3.1	10
18 ~	3000	50	700	60	1000	35	310	3000	2000	2000	3500	40	40	600	400	8	900	3.5	11
50 ~	3000	50	700	60	1000	35	310	3000	2000	2000	3500	40	40	600	400	8	900	3.5	11
65 ~	3000	50	700	60	1000	35	300	3000	2000	2000	3000	40	40	600	400	8	900	3.5	11
80 ~	3000	50	700	60	1000	35	280	3000	2000	2000	3000	40	40	600	400	8	900	3.5	11
孕妇(早)	3000	50	700	60	1000	35	310	3000	2000	2000	3500	40	40	600	400	8	900	3.5	11
孕妇(中)	3000	50	700	60	1000	35	310	3000	2000	2000	3500	40	40	600	400	8	900	3.5	11
孕妇(晚)	3000	50	700	60	1000	35	310	3000	2000	2000	3500	40	40	600	400	8	900	3.5	11
乳母	3000	50	700	60	1000	35	310	3000	2000	2000	3500	40	40	600	400	8	900	3.5	11

注：①未制定参考值者用"—"表示；②有些营养素未制定可耐受摄入量，主要是因为研究资料不充分，并不表示过量摄入没有健康风险。

我国目前尚未提出明确的膳食纤维的推荐摄入量标准。中国营养学会 2000 年提出的 DRIs 中，暂定中国居民摄取膳食纤维的适宜推荐量：低、中、高能量膳食（1 800 kcal、2 400 kcal、2 800 kcal）分别摄入 25 g/d、30 g/d、35 g/d。那么，吃多少克新鲜水果和蔬菜才含有 30 g 膳食纤维呢？例如：2 240 g 苹果，2 250 g 香蕉，4 000 g 番茄，4 300 g 白菜等。

水在营养物质的代谢及人体的生命活动中发挥着不可缺少的功能。缺水对生命的危害程度超过其他任何一种必需营养素。《中国居民平衡膳食宝塔（2016）》要求 2 岁以上的所有健康人群每天喝水 1 500 ~ 1 700 mL。

植物源食物中还存在若干非营养素成分，种类繁多，如萜类化合物、有机硫化合物、酚和多酚化合物等，人们正在对这些物质进行深入研究。

五、用 DRIs 评价膳食

（一）应用 DRIs 评价个体摄入量

1. 用平均需要量（EAR）评价个体摄入量

理论上，一个人摄入某种营养素不足的概率可以用日常摄入量及该营养素的平均需要量和标准差来计算。实际上我们只能通过评估这一段时间内观察到的摄入量是高于还是低于相应人群的平均需要量进行判断。

在实际应用中，观测到的摄入量低于 EAR，可以认为必须提高，因为摄入不足的概率高达 50%；通过很多天的观测，摄入量达到或超过 RNI 时，或有少数几天的结果远高于 RNI 时，可以认为摄入量是充足的；摄入量在 EAR 和 RNI 之间者，要确定摄入量是否适宜相当困难，为了安全起见，还是应当进行改善。

2. 用可耐受最高摄入量（UL）评价个体摄入量

在比较短的时间内将观测到的摄入量和 UL 进行比较，推断该个体的日常摄入量是否过高，以至于可能危及健康。对于某些营养素，如维生素 B_1 和叶酸，摄入量可以只计算通过补充、强化和药物途径摄入的量；而另外一些营养素，如维生素 A 等，则应把食物来源也包括在内。UL 是针对一般人群中的绝大多数个体，大概不会危害健康的摄入量上限。如果日常摄入量超过了 UL，就有可能对某些个体造成危害。有些营养素过量摄入的后果比较严重，有的后果甚至是不可逆的。

一个人的真正需要量和日常需要量只能是一个估算结果，因此对个体膳食适宜性评价结果是不精确的。

（二）应用 DRIs 评价群体摄入量

评价群体营养素摄入量需要关注两个方面的问题：一是人群中有多大比例的个体对某种营养素的摄入量低于其需要量？二是人群中有多大比例的人日常摄入量很高，可能面临健康风险？要正确评价人群的营养素摄入量，需要获得准确的膳食资料、选择适当的参考值、调整个体摄入量变异的分布及影响因素，并对结果进行合理的解释。

1. 用 EAR 评价群体营养素摄入量

在实际工作中，评价群体营养素摄入量是否适宜有两种方法，即"概率法"和"平均需要量切点法"。

（1）概率法

实际上有了人群营养素需要量的分布资料以后，针对每一摄入水平都可以计算出一个摄入不足危险度，再加权平均求得人群对营养素摄入不足的概率。

（2）切点法

使用这种方法的条件是：营养素的摄入量和需要量之间没有相关性；群体需要量的分布可以认为是呈正态分布；摄入量的变异要大于需要量的变异。EAR切点法不要求计算每一摄入水平的摄入不足危险度，只需要简单地统计在观测人群中有多少个体的日常摄入量低于EAR，这些个体在人群中的比例就等于该人群摄入不足个体的比例。

（3）对摄入量的分布资料的调整

无论用何种方法来评估群体中营养素摄入不足的概率，日常摄入量的分布资料是必不可少的。为了获得此资料必须对观测到的摄入量进行调整以排除个体摄入量的日间差异（个体内差异）。经过调整后的日常摄入量的分布应当能更好地反映个体间的差异。要对摄入量的分布进行调整至少要观测一个有代表性的亚人群，其中每一个个体至少有连续三天的膳食资料或者至少有两个独立的日膳食资料。

2. 用适宜摄入量（AI）评估群体摄入量

当人群的平均摄入量或中位摄入量等于或大于该人群的营养素 AI 时，可以认为人群中发生摄入不足的概率很低。当人群的平均摄入量或中位摄入量在 AI 以下时，则不可能判断群体摄入不足的程度。营养素的 AI 和 EAR 之间没有肯定的关系，所以不要试图由 AI 来推测 EAR。

3. 用 UL 评估群体摄入量

UL 可用于评估群体摄入营养素过量而危害健康的风险。可根据日常摄入量超过 UL 者所占的比例来评估日常摄入量超过 UL 的这部分人可能面临的健康风险。

针对某些人群，根据日常摄入量大于 UL 的资料来定量地评估其健康风险是很困难的，因为在推导 UL 时使用了不确定系数。当前只能把 UL 作为安全摄入量的切入点来运用。必须取得更多、更准确的人体研究资料之后，才有可能有把握地预测摄入量超过 UL 所带来的危害程度。

4. 减少应用 DRIs 进行膳食评估的潜在误差

① 不宜用平均摄入量来评估人群的营养素摄入水平；

② 不宜用 RNI 来评估人群营养素摄入不足的发生率；

③ 不宜用食物频数问卷来评价人群的营养素摄入量；

④ 要特别注意能量与蛋白质及其他营养素的不同。

六、用 DRIs 计划膳食

计划膳食的目的是让消费者获得营养充足而又不过量的饮食。计划膳食的工作可以针对不同的对象进行，可以是简单地为个体计划食物采购和餐饮配制，也可以为群体编排食谱和计划食物采购，还可以是更大规模的计划，如制订一个地区性营养改善计划或食物援助项目等。

（一）用 DRIs 为个体计划膳食的步骤

1. 设定营养素摄入目标

设定适宜的营养素摄入目标要考虑所有营养素的 DRIs。应当使各种营养素的摄入量都在安全摄入范围之内，即都能达到各自的 RNI 或 AI，而又不超过它们的 UL。

2. 制订膳食计划

计划人员在实际工作中可以依据《中国居民膳食指南（2016）》和《中国居民平衡膳食宝塔（2016）》来制订食物消费计划，然后再根据食物的营养成分数据复查计划的膳食是否满足了 RNI 和 AI 而又不超过它们的 UL 水平。如果有本地的食物成分表，最好根据当地的食物营养成分来验证计划的膳食能否提供充足的营养素。在特定的情况下，也可能需要用强化食品甚至用一些营养补充剂来保证特定营养素的供给。

（二）用 DRIs 为均匀性群体计划膳食的步骤

计划群体膳食需要分步进行，即确定营养素摄入目标、计划怎样达到这些目标以及评估这些目标是否都达到了。

为均匀性群体计划膳食的步骤包括：① 确定计划目标；② 设置"靶日常营养素摄入量分布"；③ 编制"靶日常营养素摄入量分布"食谱；④评估计划膳食的结果。

【小　结】

从 RDA 到 DRIs 是一个阶段性的发展。DRIs 是营养学中的一个新领域，这一术语至少涉及四个营养参考值，即 EAR、RNI、AI 及 UL。这些参考值可用来计划和评价膳食和用于其他目的。

目前 DRIs 还很不完善，今后还会不断地进行修改和补充。

任务三　中国居民的膳食营养结构

【学习目标】

通过学习使学生了解中国居民的膳食营养与健康现状；掌握膳食结构的定义和研究膳食结构的意义；同时熟悉世界膳食结构的四种模式，了解我国居民的膳食结构及存在的问题；掌握我国食物结构的调整原则。

【学习内容】

膳食结构和营养状况是衡量一个国家的社会和经济发展水平、人口素质及国民生活质量和健康水平的客观指标。

我国于 1959 年、1982 年、1992 年、2002 年、2010～2012 年分别开展了五次全国营养状况调查，调查结果与数据信息对于了解我国城乡居民膳食结构和营养水平及相关慢性疾病的流行病学特点与变化规律、评价城乡居民营养与健康水平、制定相关政策和疾病预防措施发挥了积极的作用。

一、中国居民的膳食营养与健康现状

2015 年～2019 年，国家卫生健康委组织中国疾病预防控制中心、国家癌症中心、国家心血管病中心开展了新一轮的中国居民慢性病与营养监测，覆盖全国 31 个省（区、市）近 6 亿人口，现场调查人数超过 60 万，具有国家和省级代表性，根据监测结果编写形成了《中国居民营养与慢性病状况报告（2020 年）》。

（一）中国居民的膳食营养与健康现状中凸显的问题

1. 慢性病死亡比例持续增加

随着人口老龄化、城镇化、工业化进程的加快和行为危险因素的流行，我国慢性病患者基数仍在不断扩大，因此慢性病死亡的比例也在持续增加。2019 年我国因慢性病导致的死亡人数占总的因病死亡人数的 88.5%，其中因心脑血管病、癌症、慢性呼吸系统疾病死亡所占的比例为 80.7%。因此，我国慢性病的防控工作仍面临巨大挑战。

2. 不健康生活方式普遍存在

我国居民的膳食结构不合理问题突出，膳食脂肪供能比持续上升，农村首次突破 30% 推荐上限，食用油、食用盐摄入量远高于推荐值，而水果、蔬菜、豆类及其制品、奶类的消费量明显不足。儿童及青少年经常饮用含糖饮料的问题凸显。15 岁以上人群吸烟率、成人 30 天内饮酒率超过四分之一，身体运动量不足问题普遍存在。

3. 超重肥胖问题逐渐凸显

目前，我国 18 岁及以上居民，男性和女性的平均体重分别为 69.6 kg 和 59 kg，与 2015 年发布的结果相比分别增加了 3.4 kg 和 1.7 kg，且城乡各年龄段居民的超重肥胖率在持续上升，目前我国 18 岁及以上居民的超重率和肥胖率分别为 34.3%和 16.4%。6～17 岁及 6 岁以下儿童和青少年的超重肥胖率分别达到 19% 和 10.4%，而且呈现出上升速度较快、流行水平较高、全人群均受影响的发展趋势。

4. 慢性病的发病率呈上升趋势

我国 18 岁及以上居民的高血压患病率为 27.5%，糖尿病的患病率为 11.9%，高胆固醇血症的患病率为 8.2%，40 岁及以上居民的慢性阻塞性肺疾病的患病率为 13.6%，与 2015 年发布的结果相比均有所上升。居民癌症发病率为 293.9/10 万，仍呈上升趋势，肺癌和乳腺癌分别位居男性、女性发病首位。

（二）中国居民的营养状况在持续改善

1. 中国成人的平均身高继续增长

目前，18～44 岁中国男性的平均身高为 169.7 cm，18～44 岁中国女性的平均身高为 158.0 cm，与 2015 年发布的结果相比分别增加了 1.2 cm 和 0.8 cm。

2. 部分慢性病行为危险因素的流行水平呈现下降趋势

我国居民吸烟率、二手烟暴露率、经常饮酒率均有所下降。家庭减盐取得成效，人均每日烹调用盐为 9.3 g，与 2015 年发布的结果相比下降了 1.2 g。

3. 重大慢性病过早死亡率逐年下降

2019 年，我国居民因心脑血管疾病、癌症、慢性呼吸系统疾病和糖尿病四类重大慢性病导致的过早死亡率为 16.5%，与 2015 年发布的 18.5% 相比下降了 2 个百分点，降幅达 10.8%。

4. 营养不足问题得到持续改善

6 岁以下儿童生长迟缓率降至 7% 以下，低体重率降至 5% 以下。尤其是我国农村儿童的生长迟缓问题得到了根本改善。

5. 人群微量营养素缺乏症得到持续改善

以贫血为例，目前我国 18 岁及以上居民的贫血率为 8.7%，6～17 岁儿童青少年贫血率为 6.1%，孕妇贫血率为 13.6%，与 2015 年发布的结果相比均有显著下降。

二、膳食结构

膳食结构是指膳食中各类食物的数量及其在膳食中所占的比重。

膳食结构的意义在于根据各类食物所能提供的能量及各种营养素的数量和比例来衡量膳食结构的组成是否合理。

（一）世界膳食结构模式

依据动、植物性食物在膳食构成中的比例来划分不同的膳食结构，分为：东方膳食模式、经济发达国家膳食模式、日本膳食模式、地中海膳食模式。

1. 经济发达国家膳食模式（也称富裕型模式）

该膳食模式以动物性食物为主，是多数欧美发达国家如美国、西欧、北欧诸国的典型膳食结构，属于营养过剩型膳食。食物摄入特点是：粮谷类食物消费量小，人均每天 150～200 g，动物性食物及食糖的消费量大，肉类 300 g 左右，食糖甚至高达 100 g，蔬菜、水果摄入少。人均日摄入能量高达 3 300～3 500 kcal，蛋白质 100 g 以上，脂肪 130～150 g。这种膳食模式以提供高能量、高脂肪、高蛋白质、低膳食纤维为主要特点，容易造成肥胖、高血压、冠心病、糖尿病等营养过剩性慢性病的发病率上升。

2. 东方膳食模式

该膳食模式以植物性食物为主，动物性食物为辅。大多数发展中国家如印度、巴基斯坦和非洲一些国家等属于此类型，日平均摄入能量为 2 000～2 400 kcal，蛋白质仅 50 g 左右，脂肪仅 30～40 g，膳食纤维充足，来自动物性食物的营养素如铁、钙、维生素 A 摄入量常出现不足。这类膳食容易出现蛋白质、能量摄入不足，营养不良，导致健康状况不良、劳动能力降低；但血脂异常和冠心病等营养过剩性慢性病低发。

3. 日本膳食模式

该膳食模式是一种动植物性食物较为平衡的膳食结构，以日本为代表。膳食中动物性食物与植物性食物比例比较适当。特点是谷类的消费量平均每天 300～400 g 左右，动物性食品的消费量平均每天 100～150 g 左右，其中海产品比例达到 50%，奶和奶制品 100 g 左右，蛋类 40 g 左右，豆类 60 g 左右。能量和脂肪的摄入量低于欧美发达国家，平均每天能量摄入为 2 000 kcal 左右，蛋白质为 70～80 g 左右，动物性蛋白质占总蛋白质的 50% 左右，脂肪 50～60 g。该膳食模式既保留了东方膳食的特点，又吸取了西方膳食的长处，少油、少盐、多海产品，蛋白质、脂肪和碳水化合物的供能比合适，有利于避免营养缺乏性疾病和营养过剩性疾病，膳食结构基本合理。

4. 地中海膳食模式

该膳食模式以居住在地中海地区（意大利、希腊）的居民为代表。膳食结构的主要特点是富含植物性食物，包括谷类（每天 350 g 左右）、水果、蔬菜、豆类、果仁等；每天食用适量的鱼、禽、少量蛋、奶酪和酸奶；每月食用红肉（猪、牛和羊肉及其产品）的次数不多，主要的食用油是橄榄油；大部分成年人有饮用葡萄酒的习惯。脂肪提供能量占膳食总能量的 25%～35%；特点是饱和脂肪摄入量低（7%～8%），不饱和脂肪摄入量高，膳食含大量复合碳水化合物，蔬菜、水果摄入量较高。地中海地区居民的心脑血管疾病发生率很低，已引起了西方国家的注意，并纷纷参照这种膳食模式改进自己国家的膳食结构。

（二）我国的膳食结构及存在的问题

我国传统的膳食结构的特点是：植物性食物为主，谷类、薯类和蔬菜摄入量较高，肉类摄入量较低，奶类食物消费较少。此种膳食结构的特点是高碳水化合物、高膳食纤维、低动物性脂肪，属于东方膳食模式。

近 20 年来，随着经济的发展和居民生活水平的提高，我国的膳食结构正逐渐向"富裕型"膳食结构的方向转变。

目前我国的膳食结构存在以下几个问题：

① 城市居民的膳食结构中，畜肉类和油脂类消费过多，脂肪供能比超过 30%，而且动物性脂肪所占的比例偏高，谷类食物消费偏低。

② 农村居民的膳食结构趋于合理，但动物性食物、蔬菜和水果的消费量还是偏低。

③ 我国的城市和农村都存在着奶类食品和豆类食品摄入量偏低的问题。

④ 铁、钙和维生素 A 等微量营养素的缺乏是城乡居民均存在的普遍性问题。

⑤ 食盐的摄入量普遍偏高。

三、我国膳食结构的调整原则

要想改善膳食结构中存在的问题，必须加大营养知识的宣传力度，因地制宜，正确引导，按照《中国居民膳食指南（2016）》和《中国居民平衡膳食宝塔（2016）》安排膳食，并且长期坚持。我国膳食结构的调整原则是：

① 保持以植物性食物为主的传统结构。

② 稳定谷类、蔬菜、水果的摄入量，增加豆类和奶类。

③ 适当减少动物性食物的摄入，增加禽类、奶类、水产类食物的摄入，减少猪肉的摄入。

④ 食盐的摄入量要降低到每人每日 6 g 以下。

【小　结】

合理营养是健康的基石，不合理的营养是疾病的温床。虽然有些疾病是由于生活方式等多种因素作用所致，但膳食结构不合理是导致肥胖、营养不均衡等疾病的特别重要的因素。我们一定要改变旧的传统观念，树立科学的营养健康理念，真正做到合理营养和平衡膳食。

任务四　我国居民膳食指南及平衡膳食宝塔

【学习目标】

通过学习使学生掌握膳食指南的定义；熟悉《中国居民膳食指南（2016）》的制订原则和主要内容；掌握一般人群膳食指南的 6 条核心推荐，并能运用《中国居民平衡膳食宝塔（2016）》指导实践应用。

【学习内容】

一、膳食指南的定义

膳食指南（Dietary Guidelines，DG）是根据营养科学的原则和人体的营养需要，结合当地食物生产供应情况及人群生活实践，专门针对食物选择和身体活动提出的指导意见。

膳食指南是健康教育和公共政策的基础性文件，是国家实施和推动食物合理消费及改善人群健康目标的一个重要组成部分。各国都有由政府和科学团体制订的膳食指南。

二、《中国居民膳食指南（2016）》的制订背景和制订原则

（一）制订背景

为了提高我国居民的健康素养，增强体质，预防疾病，我国于 1989 年首次发布了《中国居民膳食指南》，之后，随着我国居民膳食和营养摄入情况的改善以及营养素需求和营养理论知识的更新，我国于 1997 年和 2007 年两次对《中国居民膳食指南》进行了修订。

随着我国社会经济的迅速发展和卫生服务水平的不断提高，我国居民健康状况和营养水平不断改善，人均预期寿命逐年增长。但 2015 年发布的《中国居民营养与慢性病状况报告》显示，虽然我国居民膳食能量供给充足，体格发育与营养状况总体改善，但居民的膳食结构仍然存在不合理现象，豆类、奶类消费量依然偏低，脂肪摄入量过多，部分地区营养不良的问题依然存在，超重肥胖问题凸显，与膳食营养相关的慢性病对我国居民健康的威胁日益严重。全国 18 岁以上成人超重率高达 30.1%，18 岁及以上成人高血压患病率为 25.2%，糖尿病患病率为 9.7%，均较 2002 年呈明显上升趋势。总体来看，近十年间，我国居民的膳食营

养结构及疾病谱发生了新的变化。

　　为了保证《中国居民膳食指南》的时效性和科学性，使其真正切合我国居民营养健康需求，帮助我国居民合理选择食物，减少或预防慢性病的发生，2014 年，中华人民共和国国家卫生和计划生育委员会（以下简称"国家卫计委"）委托中国营养学会启动了《我国居民膳食指南》的修订工作，历时 2 年多完成了修订工作，于 2016 年 5 月 13 日由国家卫计委疾控局发布了《中国居民膳食指南（2016）》，自 2016 年 5 月 13 日起实施。

　　《中国居民膳食指南（2016）》是在《中国居民膳食指南（2007）》的基础上修订而成的。有 2 个版本和 3 个可视化图形。

　　2 个版本：①《中国居民膳食指南（2016）》，主要针对的是健康科普教育工作者和有一定教育背景的读者；②科普版《中国居民膳食指南（2016）》，主要针对的是广大普通居民和消费者。

　　3 个可视化图形：《中国居民平衡膳食宝塔》《中国居民平衡膳食餐盘》《中国儿童平衡膳食算盘》。

（二）制订原则

　　《中国居民膳食指南（2016）》是根据营养学原理，紧密结合我国居民膳食消费和营养状况的实际情况来制订的。其目标是指导广大居民合理选择食物，实践平衡膳食，积极运动维持适宜体重，保持良好健康的生活状态，预防和减少与膳食相关的慢性疾病的发生，提高居民整体健康素质。

三、《中国居民膳食指南（2016）》的主要内容

　　《中国居民膳食指南（2016）》（以下简称《指南》）由"一般人群膳食指南""特定人群膳食指南"和"中国居民平衡膳食实践"三个部分组成。

（一）一般人群膳食指南

　　"一般人群膳食指南"是《指南》的核心部分。在这部分中，针对 2 岁以上的所有健康人群提出了 6 条核心推荐建议，作为居民日常饮食的参考，均衡营养素配比。

　　这 6 条核心推荐建议分别为：① 食物多样，谷类为主；② 吃动平衡，健康体重；③ 多吃蔬果、奶类、大豆；④ 适量吃鱼、禽、蛋、瘦肉；⑤ 少盐少油，控糖限酒；⑥ 杜绝浪费，兴新食尚。

1. 食物多样，谷类为主

　　关键推荐：每日膳食应包括谷薯类、蔬菜水果类、畜禽鱼蛋奶类、大豆坚果类等食物。平均每天摄入 12 种以上食物，每周 25 种以上；每天摄入谷薯类食物 250～400 g，其中全谷物和杂豆类 50～150 g，薯类 50～100 g。食物多样、谷类为主是平衡膳食模式的重要特征。

2. 吃动平衡，健康体重

　　关键推荐：各年龄段人群都应该每天运动、保持健康体重。食不过量，控制总能量摄入，保持能量平衡；坚持日常身体活动，每周至少有 5 进行中等强度的身体活动，累计 150 分钟以上；减少久坐时间，每隔 1 小时站起来动一动。

3. 多吃蔬果、奶类、大豆

关键推荐：蔬菜水果是平衡膳食的重要组成部分，奶类富含钙元素，大豆富含优质蛋白质，应保证每天摄入 300 ~ 500 g 蔬菜，深色蔬菜应占 1/2；保证每天摄入 200 ~ 350 g 新鲜水果和 300 g 液态奶；经常吃豆制品，适量吃坚果。

4. 适量吃鱼、禽、蛋、瘦肉

关键推荐：鱼、禽、蛋和瘦肉摄入要适量。每周吃鱼 280 ~ 525 g，畜禽肉 280 ~ 525 g，蛋类 280 ~ 350 g，平均每天摄入总量 120 ~ 200 g；优先选择鱼和禽肉；吃鸡蛋不弃蛋黄；少吃肥肉、烟熏和腌制肉制品。

5. 少盐少油，控糖限酒

关键推荐：培养清淡饮食习惯，少吃高盐和油炸食品。成人每天食盐不超过 6 g，每天烹调用油 25 ~ 30 g；控制糖的摄入量，每天摄入不超过 50 g，最好控制在 25 g 以下；每日反式脂肪酸摄入量不超过 2 g；足量饮水，成人每天 7 ~ 8 杯（1 500 ~ 1 700 mL），提倡饮用白开水和茶水，不喝或少喝含糖饮料；儿童、青少年、孕妇、乳母不应饮酒；成人如饮酒，男性一天饮用不超过 25 g，女性不超过 15 g。

6. 杜绝浪费，兴新食尚

关键推荐：珍惜食物，按需备餐，提倡分餐不浪费。选择新鲜卫生的食物和适宜的烹调方式；食物制备生熟分开，熟食二次加热要热透；学会阅读食品标签，合理选择食品；多回家吃饭，享受食物和亲情；传承优良文化，兴饮食文明新风。

（二）特定人群膳食指南

在该部分中，针对孕妇、乳母和 0 ~ 6 个月、7 ~ 24 个月龄婴幼儿，学龄前儿童、学龄儿童、老年人和素食人群等特定人群的生理特点及营养需要，在"一般人群膳食指南"的基础上对特定人群的膳食选择提出补充指导。

（三）中国居民平衡膳食实践

该部分主要是指导广大民众如何将《指南》中的科学推荐运用到日常生活中。通过食物选择和营养饮食指导，告诉大家如何依据《指南》安排一日三餐的饮食。根据新的推荐对《中国居民平衡膳食宝塔》进行了修订，同时推出 2 个新的可视化图形，分别是《中国居民平衡膳食餐盘》和《中国儿童平衡膳食算盘》，以便于广大民众对平衡膳食知识的理解、学习、操作和传播。

四、中国居民平衡膳食宝塔

《中国居民平衡膳食宝塔》由中国营养学会推出，根据《中国居民膳食指南》和平衡膳食的原则将中国居民的膳食细化成各类食物的重量，便于大家在日常生活中实施。平衡膳食宝塔共分五层，包含我们每天应吃的主要食物种类。宝塔各层的位置和面积不同，正好反映出各类食物在膳食中的地位和应占的比重。

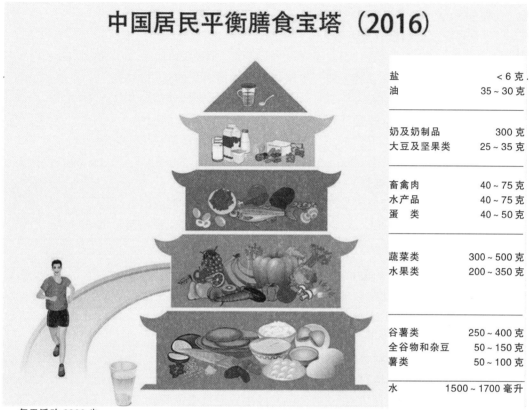

《中国居民平衡膳食宝塔（2016）》体现了《中国居民膳食指南（2016）》的核心内容。另外，《中国居民平衡膳食餐盘（2016）》和《中国儿童平衡膳食算盘（2016）》是《中国居民膳食指南（2016）》的辅助图形，便于民众理解、记忆和实践应用。

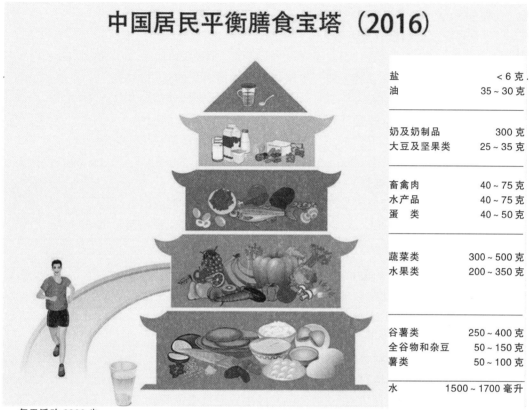

中国居民平衡膳食宝塔（2016）	
盐	＜6克.
油	35～30克
奶及奶制品	300克
大豆及坚果类	25～35克
畜禽肉	40～75克
水产品	40～75克
蛋 类	40～50克
蔬菜类	300～500克
水果类	200～350克
谷薯类	250～400克
全谷物和杂豆	50～150克
薯类	50～100克
水	1500～1700毫升

每天活动6000步

【小 结】

《中国居民膳食指南（2016）》和《中国居民平衡膳食宝塔（2016）》的指导意义就是合理营养、平衡膳食、促进健康。《中国居民膳食指南（2016）》的原则就是食谱设计的原则，营养食谱的制订应根据《中国居民膳食指南（2016）》考虑食物种类、数量的合理搭配。《中国居民平衡膳食宝塔（2016）》是《中国居民膳食指南（2016）》的量化和形象化的表达，是人们在日常生活中贯彻《中国居民膳食指南（2016）》的工具。《中国居民平衡膳食宝塔（2016）》建议的各类食物的摄入量既以人群的膳食实践为基础，又兼顾了食物生产和供给的发展，具有实际指导意义。

复习思考题

一、单项选择题

1. 衡量食不过量的最好的指标为（　　　）。

A. 能量的推荐摄入量　　　　　　　　　　B. 体重

C. 高血脂的发生率　　　　　　　　　　　D. 糖尿病的发病率

2. RNI 是指可以满足某一特定性别、年龄及生理状况群体中（　　　）的个体需要量摄入水平。

A. 90% ~ 95%　　　　B. 97% ~ 98%　　　　C. 60% ~ 70%　　　D. 50%

3. 成人脂肪能量的推荐摄入量为（　　　）。

A. 10% ~ 15%　　　　B. 55% ~ 65%　　　　C. 20% ~ 30%　　　D. 40% ~ 60%

4.《中国居民平衡膳食宝塔》和《中国居民膳食指南》的适用对象是（　　　）。

A. 对营养有兴趣的人士　　　　　　　　　B. 营养指导师等专业人士

C. 食品企事业单位的管理人士　　　　　　D. 中国全体居民

5.《中国居民平衡膳食宝塔（2016）》推荐的谷类摄入量是（　　　）。

A. 250 ~ 400 g　　　　B. 300 ~ 500 g　　　　C. 400 ~ 500 g　　　　D. 600 ~ 800 g

6. 膳食结构评价的依据是（　　　）。

A. 中国居民膳食营养素参考摄入量　　　　B. 健康人群的膳食结构

C. 地中海膳食结构　　　　　　　　　　　D. 中国居民平衡膳食宝塔

二、简答题

1. 简述烹调与营养素的关系。（从以下三个方面进行阐述）

① 烹调对食物消化吸收的影响；

② 烹调对营养素的影响；

③ 烹调加工过程中可能产生的有害因素。

2. 简述中国居民传统膳食结构的特点。

3. 中国居民的膳食结构存在哪些主要问题？

4. 简述《中国居民膳食指南（2016）》与《中国居民平衡膳食宝塔（2016）》的作用。

模块二　食谱编制的理论和方法

任务一　概　论

【学习目标】

通过学习使学生掌握营养配餐的定义、目的；理解营养配餐的依据以及营养配餐的考虑因素；掌握食谱编制的原则和食谱编制的方法，了解并比较三种食谱编制方法的优点和不足。

【学习内容】

一、营养配餐的概念及分类

健康饮食的核心是：平衡膳食、合理营养。

营养配餐是指按照人们身体的需要，根据食物中各种营养物质的含量，设计一天、一周或一个月的食谱，使人体摄入的各类营养素比例合理，达到膳食平衡的一种措施。

营养配餐按配餐对象可分为个人营养配餐和群体营养配餐。个人营养配餐是指为有需要的个体进行营养配餐。群体营养配餐一般是为幼儿园、中小学生等需要营养均衡的群体配餐。

二、营养配餐的目的

营养配餐的目的是为了使人们拥有健康的身体，养成健康的生活方式和维持适宜的体重。具体来说包括以下三个方面：

① 营养配餐可将各类人群的膳食营养素参考摄入量具体落实到用膳者的每日膳食中，使他们能按需要摄入足够的能量和各种营养素。

② 可根据群体对各种营养素的需要，结合当地的实际情况，合理选择各类食物，达到平衡膳食的目的。

③ 通过编制营养食谱，可指导集体、家庭或个人选择平衡膳食，获取合理营养，促进健康。

三、营养配餐的依据

1. 中国居民膳食营养素参考摄入量（DRIs）

中国居民膳食营养素参考摄入量（DRIs）是指为了满足人群中健康个体的基本营养所需

的能量和特定营养素的摄入量，它是在推荐膳食营养素供给量（RDA）基础上发展起来的一组每日平均营养素摄入量的参考值。其中包括四项内容：平均需要量（EAR）、推荐摄入量（RNI）、适宜摄入量（AI）和可耐受最高摄入量（UL）。

2.《中国居民膳食指南（2016）》和《中国居民平衡膳食宝塔（2016）》

《中国居民膳食指南（2016）》是 2016 年 5 月 13 日由中华人民共和国国家卫生和计划生育委员会（以下简称"卫计委"）疾控局发布，符合我国居民营养健康状况和基本需求的膳食指导，自 2016 年 5 月 13 日起实施。《中国居民膳食指南（2016）》（以下简称《指南》）是在《中国居民膳食指南（2007）》的基础上修订的，修订过程中充分考虑了我国经济社会发展现状，并根据《中国居民营养与慢性病状况报告（2015 年）》中指出的我国居民面临营养缺乏和营养过剩双重挑战的情况，对部分食物的日摄入量进行了调整。该《指南》由"一般人群膳食指南""特定人群膳食指南"和"中国居民平衡膳食实践"三个部分组成。"一般人群膳食指南"是《指南》的核心部分。在这部分中，针对 2 岁以上的健康人群提出了 6 条核心推荐建议，分别为：① 食物多样，谷类为主；② 吃动平衡，健康体重；③ 多吃蔬果、奶类、大豆；④ 适量吃鱼、禽、蛋、瘦肉；⑤ 少盐少油，控糖限酒；⑥ 杜绝浪费，兴新食尚。

为了指导大众在日常生活中具体实践《中国居民膳食指南（2016）》，卫计委还制订了《中国居民平衡膳食宝塔（2016）》，其中具体体现了《指南》的核心推荐内容，它直观地告诉居民每天应吃食物的种类及相应的数量，对合理调配平衡膳食给予了具体指导。

3.《中国食物成分表》

《中国食物成分表》是我国可使用食物的营养成分数据库，可用于计算食物原料的营养成分数据。它既可让从事营养科学研究、疾病预防和控制、医学院校营养教学等方面的专业人员参考和运用，也可作为食品研究人员、营养配餐人员以及居民膳食的参考和指导。

《中国食物成分表（2004）》（以下简称《食物成分表》）由中国疾病预防控制中心营养与食品安全所编著，其中所列食物品种是我国居民日常摄取的主要食品，包括主食和副食。每种食物的营养素含量是具有代表性的数值，既不是最高也不是最低，而是一个适中的数值，也就是说，全国各地的居民都可以参考此数值安排饮食，而不会导致营养素摄入过高或过低。

中国食物成分表
（请用微信扫描）

4. 营养平衡理论

（1）营养平衡的理论基础是中国居民膳食营养素参考摄入量（DRIs）

普通健康人群的一日膳食中各种营养素应品种齐全，包括供能食物（蛋白质、脂肪及碳水化合物）和非供能食物（维生素、矿物质、微量元素及纤维素），且各种营养素必须满足儿童生长发育和成人健康生命活动需要，不能过多，也不能过少。

（2）三大产能营养素的供能比例平衡

膳食中蛋白质、脂肪和糖类这三大产能营养素除了提供人体所必需的能量外，还各具特殊的生理功能，它们彼此之间相互利用、相互制约、相互转化，处于一种动态平衡之中。三大产能营养素必须保持一定的比例，才能保证膳食平衡，达到保健、养生、防病的目的。

根据我国每日膳食营养素供给量标准，如按重量计，糖类、蛋白质和脂肪三者摄入量的比例应为 (6~7)∶1∶(0.7~0.8)；若按其各自产能占总热能的百分比计，则碳水化合物占 50% ~

65%，蛋白质占 10%～15%，脂肪占 20%～30%。

（3）优质蛋白质与植物蛋白质的平衡，必需氨基酸的平衡

食物蛋白质的氨基酸模式越接近人体蛋白质的氨基酸模式，则这种蛋白质越容易被人体吸收利用，称为优质蛋白质。例如，动物蛋白质中的蛋、奶、肉、鱼等以及大豆蛋白质。在成人每天应该摄入的蛋白质中，优质蛋白质应占 30% 以上，而儿童、孕妇、患者每日摄入的优质蛋白质应占摄入蛋白质的 50% 以上。

（4）各类脂肪酸之间的平衡

保持膳食中各类脂肪酸之间的平衡具有重要的健康意义，适当比例的脂肪酸摄入，能降低患肥胖、心血管疾病的危险，并能促进胎儿和婴幼儿的脑和视功能的发育。

膳食脂肪酸的平衡包括两个方面：

① 饱和脂肪酸、单不饱和脂肪酸、多不饱和脂肪酸三者比例要适当。

按照中国营养学会 2000 年的建议，"饱和脂肪酸""单不饱和脂肪酸"和"多不饱和脂肪酸"之间的比例应该为 1:1:1。

② 必需脂肪酸中的 ω-6 系脂肪酸与 ω-3 系脂肪酸之间也要保持平衡。

人体需要而又只能从食物中获取的脂肪酸，就是必需脂肪酸。必需脂肪酸包括两种：亚油酸和 α-亚麻酸。"ω-6 系多不饱和脂肪酸"（以亚油酸为代表）和"ω-3 系多不饱和脂肪酸"（以 a-亚麻酸为代表）的比例应该为 (4～6):1。

四、营养配餐应考虑的因素

为了编制切实可行的食谱及合理进行营养配餐，除了要考虑年龄、性别、劳动强度、生理状态、疾病情况等因素外，还应考虑经济水平、饮食习惯、市场情况、食堂设备、炊事员技术、民族习惯、地方习惯等因素。

五、食谱编制的原则

食谱编制的原则是：满足平衡膳食及合理营养的要求，并同时满足膳食多样化的原则和尽可能符合进餐者的饮食习惯和经济能力。具体原则包括以下几方面。

（一）保证营养平衡

1. 满足不同人群的营养素及热能供给需要

根据用膳者的年龄、性别、劳动强度、生理状况和营养素摄入量标准，计算各种食物用量，使平均每天的热量及营养素摄入量能满足人体需要。

2. 各种营养素之间比例适宜

除了全面达到热能和各种营养素的需求量外，还要考虑各种营养素之间的适宜比例和平衡，充分利用不同食物中的各种营养素之间的互补作用，使食物之间发挥最佳协同作用。

（二）食物多样化，搭配合理

《中国居民膳食指南（2016）》中将食物分为谷薯类及杂豆、蔬菜类、水果类、蛋类、鱼

虾类、畜禽肉类、大豆类及坚果、奶类及奶制品、油盐，共 9 类。每天应从每类食物中选用 1 ~ 3 种适量食物，组成平衡膳食。《中国居民膳食指南（2016）》推荐：平均每天摄入 12 种以上食物，每周 25 种以上；对同一类食物可以更换不同品种和烹调方法；尽量做到主食粗细搭配，粮豆混杂，有米有面，副食荤素兼备，有菜有汤，还应注意菜肴的色、香、味、形。

（三）膳食制度要合理

膳食制度是把全天的食物按一定的数量、质量、次数、时间进行合理分配的一种制度。

一般以每天三餐较为合适；在三餐分配上，一般早餐占全天总能量的 25% ~ 30%，午餐占 40%，晚餐占 30% ~ 35%。特殊情况下，可根据具体情况进行合理安排。

制定合理膳食制度的原则是：

① 遵循食物的消化生理机制。

② 适当安排两餐的间隔时间。

③ 能满足生理和劳动的需要，适应生活和工作。

（四）照顾饮食习惯，注意饭菜的口味

在可能的情况下，既要使膳食多样化，又要照顾就餐者的膳食习惯。注重烹调方法，做到色香味美、质地宜人、形状优雅。

（五）考虑季节和市场供应

主要是熟悉市场可供选择的原料，并了解其营养特点。

（六）兼顾经济条件

既要使食谱符合营养要求，又要使进餐者在经济上有承受能力，才会使食谱有实际意义。

六、食谱编制的方法

（一）营养成分计算法

根据客户的能量、营养素需要情况，通过查《食物成分表》，分别计算确定主、副食品种和数量。这种方法的特点是数据准确，能够较好地适应客户需求；但步骤繁琐、速度慢、效率低。

（二）食品交换份法

食物交换份法是以每个食物交换份产生 90 kcal 能量为标准（将常用食物按其所含营养素的近似值归类，计算出每类食物所含的营养素值和食物质量，然后将每类食物的内容列出表格供交换使用），将已计算好的，所含营养素类似的常用食物进行互换，灵活地组织营养平衡的餐食配餐方法。

这种方法的特点是简单、实用，易于被非专业人员掌握；但数据往往不够准确，与客户的实际需要有一定的差距。

（三）计算机软件配餐

采用计算机软件配餐，具有计算准确、运用迅速、设置灵活的特点，既可以满足客户的

不同需求，实现合理配餐，又能够提供高效率的服务。

目前出现了许多膳食营养管理系统软件，使用者只要掌握基本的计算机技能，就可以方便快捷地确定营养食谱，并且得出营养素的营养成分。无论哪种膳食营养管理系统软件，都具有如下功能：

① 提供自动挑选食物种类界面，根据挑选出来的食物自动编制出代量食谱，计算出各类食物的用量并自动将其合理地分配到一日三餐或三餐一点中。

② 进行食谱营养成分的分析计算，并根据计算结果进行调整。

③ 分析膳食的食物结构和计算分析各种营养素的摄入量、能量和蛋白质的食物来源等。

许多软件采取开放式的计算机管理模式，可以随时扩充食物品种及营养成分。有的软件还可以对个体和群体的膳食营养状况做出综合评价，针对儿童青少年还可以进行生长发育状况的评价。另外，特殊营养配餐应用软件还有减肥配餐的设计功能及常见病患者的膳食设计功能。

计算机软件配餐的局限性是：

① 客户个体实际能量消耗值与标准值存在差异，需要与运动量检测仪器配合使用，并增加能量消耗数据采集功能，以个体的实际能量消耗来确定供给量，以更好地达到能量需求与供给的平衡。

② 数据的简单叠加，没有考虑各类营养素在消化、吸收过程中的相互影响和制约作用。

③ 配餐方法完全建立在西方现代营养学理论的基础上，是各类营养素数据的量化处理过程，没有考虑食物性味、人体体征、食补养生等中医传统营养饮食理论对于人体的影响和作用。

【小 结】

平衡膳食、合理营养是健康饮食的核心。完善而合理的营养可以保证人体正常的生理功能，促进健康和生长发育，提高机体对疾病的抵抗力和免疫力，有利于某些疾病的预防和治疗。合理营养要求膳食能供给机体所需的全部营养素，且不会发生缺乏或过量的情况。平衡膳食则主要从膳食方面保证营养素的需要，以达到合理营养，它不仅需要考虑食物中含有营养素的种类和数量，而且还必须考虑食物的合理加工方法、烹饪过程中如何提高消化率和减少营养素的损失等问题。

营养配餐，就是按照人们身体的需要，根据食物中各种营养物质的含量，设计一天、一周或一个月的食谱，使人体摄入的蛋白质、脂肪、碳水化合物、维生素和矿物质等几大营养素比例合理，即达到平衡膳食。营养配餐是实现平衡膳食的一种措施。平衡膳食的原则只有通过食谱才得以表达出来，才能充分体现其实际意义。

任务二 食物成分计算法

【学习目标】

通过学习使学生掌握食物成分计算法的步骤，并能运用食物成分计算法进行营养食谱的编制。

【学习内容】

一、食物成分计算法的步骤

食物成分计算法的步骤如下：

① 确定用餐对象全日能量需要量。

② 计算全日蛋白质、脂肪、碳水化合物应供给的能量。

③ 计算三种产热营养素每日需要量。

④ 计算三种产热营养素每餐需要量。

⑤ 计算主食需要量。

⑥ 计算副食需要量。

⑦ 确定纯能量食物的用量。

⑧ 食谱的评价和调整。

⑨ 营养餐的制作。

⑩ 食谱的总结、归档管理等。

二、案例讲解

案例　为一位 30 岁、轻度体力劳动的男性设计一日食谱。

（一）确定用餐对象全日能量需要量

从《中国居民膳食营养素参考摄入量》中查出轻度体力劳动的成年男性全日能量需要量为 2 250 kcal。

> ★理论基础
>
> 集体用餐对象：以人群的基本情况或平均数据为依据，包括平均年龄、平均体重以及 80% 以上就餐人员的活动强度。
>
> 个人用餐对象能量需要量的确定依据：性别、年龄、劳动强度、工作性质以及饮食习惯等。

（二）计算全日蛋白质、脂肪、碳水化合物应供给的能量

蛋白质：2 250×15% = 337.5 kcal

脂肪：2 250×25% = 562.5 kcal

碳水化合物：2 250×60% = 1 350 kcal

> ★理论基础
>
> 以蛋白质供能比为 10%～15%、脂肪供能比为 20%～30%、碳水化合物供能比为 50%～65% 计。

（三）计算三种产能营养素每日需要量

计算公式：

$$产能营养素每日需要量 = \frac{产能营养素每日供给的能量（上述计算已知）}{营养素的产能系数}$$

蛋白质：337.5 kcal÷4 kcal/g = 84.4 g

脂肪：562.5 kcal÷9 kcal/g = 62.5 g

碳水化合物：1350 kcal÷4 kcal/g = 337.5 g

★理论基础

　产能系数：每克碳水化合物产能 4 kcal；每克脂肪产能 9 kcal；每克蛋白质产能 4 kcal。

（四）计算三种产能营养素每餐需要量

计算公式：

　　产能营养素每餐需要量 = 产能营养素每日需要量(上述计算已知) × 三餐的供能比例

1. 早（晚）餐

　　　蛋白质：84.4×30% = 25.3 g

　　　脂肪：62.5×30% = 18.8 g

　　　碳水化合物：337.5×30% = 101.3 g

2. 午餐

　　　蛋白质：84.4×40% = 33.8 g

　　　脂肪：62.5×40% = 25 g

　　　碳水化合物：337.5×40% = 135 g

★理论基础

　在人体一天的膳食结构中，一般情况下设定早、午、晚三餐供能比为 3∶4∶3 或 2∶4∶4，可根据职业、劳动强度和生活习惯进行适当调整，也可以在上午或者下午进行适当的加餐，就形成了三餐两点的合理模式。

（五）计算主食用量（依据碳水化合物的需要量计算）

主食一般以薯类、杂豆、谷类为主。

将主食设定为：早餐吃馒头（80%）、小米粥（20%），午餐、晚餐吃米饭（以大米计算）。

查《食物成分表》得知：小米粥含有碳水化合物 8.4%；馒头含有碳水化合物 43.2%；大米含有碳水化合物 77.2%。

　　　早餐：小米粥 = 101.3×20%÷8.4% = 241.2 g

　　　　　　馒头 = 101.3×80%÷43.2% = 187.6 g

　　　午餐：大米 = 135÷77.2% = 174.9 g（生）

　　　晚餐：大米 = 101.3÷77.2% = 131.2 g（生）

结论（主食）：早餐小米粥 241.2 g，馒头 187.6 g；午餐、晚餐大米（生）分别为 174.9 g、131.2 g。

（六）计算副食用量（根据蛋白质的需要量计算）

动植物性食物以及豆类及其制品是蛋白质的主要来源，计算步骤如下：

① 计算主食中含有的蛋白质的量。

② 副食应提供的蛋白质的量 = 总的蛋白质的量 - 主食中蛋白质的量。

③ 副食中 2/3 的蛋白质由动物性食物提供，1/3 的蛋白质由豆制品提供，计算各自的蛋白质供给量。

④ 计算各类动物性食物及豆制品的供给量。

⑤ 设计蔬菜的品种和数量。

1. 计算三餐中提供蛋白质的副食的量

主食的质量：早餐（小米粥 241.2 g，馒头 187.6 g）、午餐（大米 174.9 g）、晚餐（大米 131.2 g）。

（1）早餐（早餐选择鸡蛋为蛋白质来源）

查《食物成分表》得知：小米粥中的蛋白质含量为 1.4%；馒头中的蛋白质含量为 6.2%。则：

$$\text{早餐中鸡蛋应提供的蛋白质的量} = \text{早餐蛋白质需要量} - \text{小米粥含有的蛋白质的量} - \text{馒头含有的蛋白质的量}$$
$$= 25.3 - 241.2 \times 1.4\% - 187.6 \times 6.2\% = 10.3 \text{ g}$$

查《食物成分表》得知：鸡蛋的可食用部分为 88%；鸡蛋中的蛋白质含量为 12.8%。则：

$$\text{早餐中鸡蛋的需要量} = \text{鸡蛋提供的蛋白质的量} \div \text{鸡蛋的可食用部分} \div \text{鸡蛋中的蛋白质含量}$$
$$= 10.3 \div 88\% \div 12.8\% = 91.4 \text{ g（约两个鸡蛋）}$$

（2）午餐［午餐选择瘦猪肉 (50%)、草鱼 (50%)、豆腐为蛋白质来源］

查《食物成分表》得知：大米中的蛋白质含量为 7.4%。则：

$$\text{午餐中副食提供的蛋白质的量} = \text{午餐蛋白质需要量} - \text{大米含有的蛋白质的量}$$
$$= 33.8 - 174.9 \times 7.4\% = 20.9 \text{ g}$$

设午餐副食品蛋白质的 2/3 由动物性食品提供，1/3 由豆制品供给，则：

$$\text{午餐中动物性食品提供的蛋白质的量} = 20.9 \times 66.7\% = 13.9 \text{ g}$$
$$\text{午餐中豆制品提供的蛋白质的量} = 20.9 - 13.9 = 7.0 \text{ g}$$

如午餐选择瘦猪肉 (50%)、草鱼 (50%)、豆腐为蛋白质来源。查《食物成分表》得知：豆腐中的蛋白质含量为 8.1%；瘦猪肉中的蛋白质含量为 20.2%；草鱼中的蛋白质含量为 16.6%；草鱼的可食用部分为 58%。则：

$$\text{午餐中豆腐的需要量} = 7 \div 8.1\% = 86.4 \text{ g}$$
$$\text{午餐中瘦猪肉的需要量} = 13.9 \times 0.5 \div 20.2\% = 34.4 \text{ g}$$
$$\text{午餐中草鱼的需要量} = 13.9 \times 0.5 \div 16.6\% \div 58\% = 72.2 \text{ g}$$

（3）晚餐（晚餐选择牛肉、腐竹、牛奶为蛋白质来源）

查《食物成分表》得知：大米中的蛋白质含量为 7.4%。则：

$$\text{晚餐中副食提供的蛋白质的量} = \text{晚餐蛋白质需要量} - \text{大米含有的蛋白质的量}$$
$$= 25.3 - 131.2 \times 7.4\% = 15.6 \text{ g}$$

设晚餐副食品蛋白质的 2/3 由动物性食品提供，1/3 由豆制品供给。则：

晚餐中动物性食品提供的蛋白质的量 = 15.6×66.7% = 10.4 g

晚餐中豆制品提供的蛋白质的量 = 15.6 - 10.4 = 5.2 g

如晚餐选择牛肉与腐竹为蛋白质来源，另外晚上喝 250 mL 牛奶。查《食物成分表》得知：腐竹中的蛋白质含量为 44.6%；牛肉中的蛋白质含量为 18.1%；牛奶中的蛋白质含量为 2.7%。则：

250 ml 牛奶含蛋白质的量 = 250×2.7% = 7 g

晚餐中腐竹的需要量 = 5.2 ÷ 44.6% = 11.7 g

晚餐中牛肉的需要量 = (10.4 - 7) ÷ 18.1% = 18.8 g

2. 选择蔬菜的品种和数量

根据不同季节的市场供应，并考虑与动物性食品和豆制品的搭配需要，依据《中国居民平衡膳食宝塔（2016）》的推荐量来设定。

《中国居民平衡膳食宝塔（2016）》推荐：每蔬菜 300 ~ 500 g(深色蔬菜应占 1/2)、水果 200 ~ 350 g。

早餐：苹果 200 g，黄瓜 50 g。

午餐：菠菜 100 g，青椒 100 g。

晚餐：西红柿 100 g，小白菜 100 g。

（七）确定纯能量食物的用量

一日餐食中植物油的用量 = 一日脂肪需求总量 - 确定的各种食物提供脂肪的总量
= 62.5 - 33.2 = 29.3 g

早餐中植物油的用量 = 18.8 - 12.9 = 5.9 g

其中：18.8 g 为早餐脂肪需求总量；12.9 g 为早餐中各种食物提供脂肪的总量。

午餐、晚餐中植物油的总用量 = 29.3 - 5.9 = 23.4 g

按照饮食习惯，将午餐植物油的用量确定为 13.4 g，晚餐植物油的用量确定为 10 g。主食和动物性食品中含有的脂肪总量的计算如表 2-1 所示。

表 2-1　主食和动物性食品中含有的脂肪总量的计算

各种食物	质量	脂肪（g）
小米粥	241.2 g	241.2×0.7% = 1.7
馒头	187.6 g	187.6×1.2% = 2.3
鸡蛋	91.4 g	91.4×0.88×11.1% = 8.9
大米	306.1 g	306.1×0.8% = 2.4
牛奶	250 mL	250×2.0% = 5
瘦猪肉	34.4 g	34.4×6.2% = 2.1
草鱼	72.2 g	72.2×58%×6.3% = 2.6
牛肉	18.8 g	18.8×13.4% = 2.5
豆腐	86.4 g	86.4×3.7% = 3.2
腐竹	11.7 g	11.7×21.7% = 2.5
总　　计		33.2

（八）确定食谱

根据以上计算结果，为一位 30 岁、轻度体力劳动的男性设计的一日食谱如表 2-2 所示。

表 2-2 30 岁、轻度体力劳动的成年男性的一日食谱（初步）

餐次	食物名称	原料	质量（g）
早餐	小米粥		241
	馒头		188
	煮鸡蛋	鸡蛋(2 个)	91
	炒黄瓜	植物油	6
		黄瓜	50
加餐	苹果		200
午餐	米饭	大米	175
	青椒肉丝	青椒	100
		瘦猪肉	34
		植物油	5
	红烧鱼块	草鱼	72
		植物油	5
	菠菜豆腐汤	菠菜	100
		豆腐	86
		植物油	4
晚餐	米饭	大米	131
	腐竹牛肉煲	牛肉	19
		腐竹	12
		植物油	5
	凉拌西红柿	西红柿	100
	清炒小白菜	小白菜	100
		植物油	5
加餐	牛奶		250 mL

注：为了方便营养食谱的实施，食物的质量可以取整数。

（九）食谱的评价和调整

根据以上步骤设计出表 2-2 所示的营养食谱后，还应对该食谱进行评价，以确定编制的食谱是否科学合理：参照《食物成分表》初步核算该食谱提供的能量，达到标准的 90% 为正常，其他营养素的含量与 DRIs 进行比较，达到标准的 80% 以上可认为符合要求，否则要增减或更换食品的种类或数量。值得注意的是，制订食谱时，不必严格要求每份营养餐食谱的能量均达到要求和各类营养素均与 DRIs 保持一致。一般情况下，每天的能量、蛋白质、脂肪和碳水化合物的量出入不应该很大，其他营养素以一周为单位进行计算、评价即可。

根据食谱的制订原则，食谱的评价应该包括以下几个方面：

① 食谱中所含五大类食物是否齐全，是否做到了食物种类多样化？

② 各类食物的量是否充足？

③ 全天能量和营养素摄入是否适宜？

从《食物成分表》中查出每 100 g 食物所含营养素的量，再计算出每种食物所含营养素的量，计算公式为：

食物中某种营养素的含量 = 食物用量(g)×可食用部分比例×100 g 食物中营养素的含量

将所用食物中的各种营养素分别累计相加，计算出一日食谱中三种能量营养素及其他营养素的需要量。

将计算结果与《中国居民膳食营养素参考摄入量》中同年龄、同性别人群的平均水平进行比较，再对食谱进行评价。

④ 三餐能量摄入分配是否合理，早餐是否保证了能量和蛋白质的供应？

⑤ 优质蛋白质占总蛋白质的比例是否恰当？

⑥ 三种产能营养素（蛋白质、脂肪、碳水化合物）的供能比例是否适宜？

（十）营养餐的制作

有了营养食谱，还必须根据食谱原料，运用合理的烹饪方法进行营养餐的制作。在烹饪过程中，食物中的蛋白质、脂肪、碳水化合物、维生素、矿物质、水等营养素会发生多种变化，了解这些变化，对于合理选用科学的烹调方法，严格监控烹饪过程中食物的质量，提高营养素在食物中的保存率和在人体中的利用率都有着重要作用。此外，制作营养餐还应保证食物的色、香、味俱全，这样才能保证食物被正常摄入，达到营养配餐预期的营养素摄入量。

（十一）食谱的总结、归档管理等

编制好食谱后，应将食谱进行归档保存，并及时收集用餐者及厨师的反馈意见，总结食谱编制的经验，以便以后不断改进。

【小 结】

全日能量需要量的确定有查表法和计算法两种方法。

一、查表法

全日能量需要量的确定可参照我国居民膳食营养素参考摄入量（DRIs）中的能量推荐摄入量（RNI）（参见表 1-8、表 1-9），根据用餐对象的劳动强度、年龄、性别等确定，其数值为平均值，有一定误差。

二、计算法

根据实际体重、个体营养状况（正常、胖、瘦）、劳动强度，使用单位体重的能量（kcal/kg）需要进行计算确定，更为准确。但未满 18 岁、运动员、正在做重量训练、怀孕或哺乳中、身体虚弱或久坐不动的老人并不适用此方法。

具体步骤如下：

① 根据成人身高，计算其标准体重。

标准体重(kg) = 身高(cm) – 105

② 计算成人的体质指数（BMI），并依据体质指数（BMI）（见表 2-3）判断其体型属于正常、肥胖还是消瘦。

$$体质指数(BMI) = 体重(kg)/身高的平方(m)^2$$

表 2-3 体质指数（BMI）判断标准

BMI 分类	WHO 标准	亚洲标准	中国参考标准
体重过低	<18.5	<18.5	<18.5
正常范围	18.5～24.9	18.5～22.9	18.5～23.9
超重	≥25	≥23	≥24
肥胖前期	25.0～29.9	23～24.9	24～27.9
Ⅰ度肥胖	30.0～34.9	25～29.9	28～29.9
Ⅱ度肥胖	35.0～39.9	≥30	≥30
Ⅲ度肥胖	≥40.0	≥40.0	≥40.0

③ 判断其劳动强度（体力活动量）。

轻度体力劳动：工作时有 75% 的时间坐或站立，25% 的时间站着活动，如办公室工作、修理电器钟表、售货员、酒店服务员、化学实验操作、讲课等。

中等体力劳动：工作时有 40% 的时间坐或站立，60% 的时间从事特殊职业活动，如学生日常活动、机动车驾驶、电工安装、车床操作、金工切割等。

重体力劳动：工作时有 25% 的时间坐或站立，75% 的时间从事特殊职业活动，如非机械化农业、劳动、炼钢、舞蹈、体育运动、装卸、采矿等。

④ 根据就餐成人的劳动强度和体型，查表 2-4 确定单位体重的能量需要量，并通过下列公式计算就餐成人的全日能量供给量。

$$全日能量供给量(kcal) = 标准体重 \times 单位体重的能量需要量(kcal/kg)$$

表 2-4 成年人每日单位体重的能量需要量表（kcal/kg）

体型	劳动强度			
	极轻体力劳动	轻度体力劳动	中等体力劳动	重体力劳动
消瘦	35	40	45	45～50
正常	25～30	35	40	45
超重	20～25	30	35	40
肥胖	15～20	20～25	30	35

任务三 食物交换份法

【学习目标】

通过学习使学生掌握采用食物交换份法进行食谱编制的步骤，并能运用食物交换份法进行营养食谱编制。

【学习内容】

食物交换份法是将常用食物按其所含营养素量的近似值归类，计算出每类食物每份所含的营养素值和食物质量，然后将每类食物的内容、每单位数量列出表格供交换使用，最后，根据不同能量需要，按蛋白质、脂肪和碳水化合物的合理分配比例，计算出各类食物的交换份数和实际重量，并按每份食物等值交换表选择食物。

食物交换份法简单易行，易于被非专业人员掌握，对患者和正常人都适用。在采用食物交换份法配餐时，只要按照配餐对象的年龄、性别、工作性质、劳动强度确定所需的一日能量，对照表格中所列的份数选配食物，就能基本上满足平衡膳食的需要。

一、食物的分类

根据食物的来源、性质可将食物分成几大类。同类食物在一定重量内所含的蛋白质、脂肪、碳水化合物和能量相似，不同类等份食物间所提供的能量也大致相等。

如表 2-5 所示，可将食物分成四大类（细分可分成八小类），每份食物所含能量大致相等，约 90 kcal，同类食物可以任意互换。不同能量饮食的食物交换份表如表 2-6 所示。

表 2-5　四大类（八小类）食物的营养价值（重量均指生重）

组别	类别	每份质量 （g）	热量 （kcal）	蛋白质 （g）	脂肪 （g）	碳水化合物 （g）	含有的主要 营养素
谷薯组	谷薯类	25	90	2	—	20	碳水化合物、 维生素
蔬果组	蔬菜类	500	90	5	—	17	无机盐、维生素、 膳食纤维
	水果类	200	90	1	—	21	
肉蛋奶组	大豆类	25	90	9	4	4	
	奶类	160	90	5	5	6	蛋白质
	肉蛋类	50	90	9	6	—	
油脂组	坚果类	15	90	4	7	2	脂肪
	油脂类	10	90	—	10		

表 2-6　不同能量饮食的食物交换份表

能量/kJ（kcal）	主食类/g （交换份）	蔬菜类/g （交换份）	鱼肉类/g （交换份）	乳类/g （交换份）	油脂类/g （交换份）
4 185（1 000）	150（6）	500（1）	100（2）	220（2）	9（1）
5 021（1 200）	200（8）	500（1）	100（2）	220（2）	13.5（1.5）
5 858（1 400）	225（9）	500（1）	150（3）	220（2）	13.5（1.5）
6 694（1 600）	250（10）	500（1）	200（4）	220（2）	13.5（1.5）
7 531（1 800）	300（12）	500（1）	220（4）	220（2）	18（2）
8 368（2 000）	350（14）	500（1）	225（4.5）	220（2）	18（2）

注：① 1 个交换份植物油脂约为 1 汤匙的量；

② 本表所列饮食并非固定模式，可根据就餐的饮食习惯，并参看有关内容予以调整。

> 课堂练习：一个能量需要为2400kcal的人，每日应摄入多少份食物？
>
> 　　解题：$2\,400 \div 90 = 27$（份）

二、各种食物的等值交换表

表2-7～表2-13所示为各种食物的等值交换表。

表2-7　等能量谷薯类食物交换份表

食品名称	重量/g	食品名称	重量/g
大米、小米、糯米、薏米	25	烧饼、油条、苏打饼干、烙饼	35
高粱米、玉米糁	25	生面条、咸面包、窝窝头、馒头	35
面粉、米粉、玉米面、混合面	25	土豆	100
燕麦片、莜麦面、荞麦面、苦荞面	25	湿粉皮	150
挂面、龙须面、通心粉、干粉条	25	鲜玉米（带棒心）	200
绿豆、芸豆、红豆、干豌豆、干莲子	25	生面条、魔芋生面条	35

注：每份谷薯类食物提供蛋白质2g、碳水化合物20g、能量90 kcal。

表2-8　等能量大豆类食物交换份表

食品名称	重量/g	食品名称	重量/g
腐竹	20	北豆腐	100
大豆、大豆粉	25	南豆腐	150
油豆腐	30	豆浆	400
豆腐丝、豆腐干	50		

注：每份大豆类食物提供蛋白质9g、脂肪4g、碳水化合物4g、能量90 kcal。

表2-9　等能量蔬菜类食物交换份表

食品名称	重量/g	食品名称	重量/g
大白菜、圆白菜、菠菜、油菜	500	白萝卜、青椒、茭白、冬笋	400
韭菜、茴香、芹菜、茼蒿、水发海带	500	倭瓜、南瓜、菜花	350
苤蓝、莴笋、油菜、苦瓜	500	豇豆、扁豆、葱头、蒜苗	250
茄子、丝瓜、芥蓝菜、塌棵菜	500	胡萝卜	200
苋菜、龙须菜、豆芽、鲜蘑菇	500	山药、荸荠、藕、凉薯	150
毛豆、鲜豌豆	70	慈菇、鲜百合	100

注：每份蔬菜类食物提供蛋白质2g、碳水化合物20g、能量90 kcal。

表2-10　等能量肉、蛋类食物交换份表

食品名称	重量/g	食品名称	重量/g
熟火腿肠、香肠	20	鸡蛋（1个，带壳）	60
半肥半瘦猪肉	25	鸭蛋、松花蛋（1个，带壳）	60
熟叉烧肉（无糖）、午餐肉	35	鹌鹑蛋（6个，带壳）	60
熟酱牛肉、熟酱鸭、大肉肠	35	鸡蛋清	150
瘦猪肉、牛肉、羊肉	50	带鱼	80
带骨排骨	50	草鱼、鲤鱼、甲鱼、比目鱼	80
鸭肉	50	大黄鱼、黑鲢、鲫鱼、鳝鱼	100
鹅肉	50	对虾、青虾、鲜贝	100
兔肉	100	蟹肉、水发鱿鱼	100
鸡蛋粉	15	水发海参	350

注：每份肉蛋类食品提供蛋白质9g、脂肪6g、能量376 kJ（90 kcal）。除蛋类为市品重量，其余一律为净食部分计算。

表 2-11　等能量奶类食物交换份表

食品名称	重量/g	食品名称	重量/g
奶粉	20	牛奶	160
脱脂奶粉	25	羊奶	160
乳酪	25	无糖酸奶	130

注：每份奶类食品提供蛋白质 5 g、脂肪 5 g、碳水化合物 6 g、能量 376 kJ（90 kcal）。

表 2-12　等能量水果类食物交换份表

食品名称	重量/g	食品名称	重量/g
柿子、香蕉、鲜荔枝	150	李子　杏	200
梨、桃、苹果	200	葡萄	200
橘子、橙子、柚子	200	草莓	300
猕猴桃	200	西瓜	500

注：每份水果提供蛋白质 1 g、碳水化合物 21 g、能量 376 kJ（90 kcal）。每份水果一律以市品质量计算。

表 2-13　等能量油脂类和坚果类食物交换份表

食品名称	重量/g	食品名称	重量/g
花生油、香油（1 汤匙）	10	猪油、牛油、羊油、黄油	10
玉米油、菜籽油（1 汤匙）	10	核桃、杏仁、花生米	15
豆油（1 汤匙）	10	西瓜子（带壳）	40
红花油（1 汤匙）	10	葵花籽（带壳）	25

注：每份油脂类食品提供脂肪 10 g、能量 376 kJ（90 kcal）。

三、利用食物交换份法编制食谱

（一）编制步骤

利用食物交换份法编制食谱的步骤如下：
① 查出每日所需总能量。
② 计算食物交换份数。
③ 进行食物分配。
④ 食谱编制。
⑤ 食谱调整。
⑥ 进行互换。

（二）案例讲解

案例　成年男性，36 岁，办公室职员，采用食物交换份法为他编制一日食谱。

1. 查出每日所需总能量

① 首先确定其劳动强度（体力活动量）。该成年男性因为是办公室职员，因此将其劳动

强度确定为轻度体力劳动。

② 查出每日所需总能量。查《中国居民膳食营养素参考摄入量》(参见表 1-5 ~ 表 1-11)得到该成年轻度体力劳动男性的每日所需总能量为 2 250 kcal。

2. 计算食物交换份数

$$2\ 250\ \text{kcal} \div 90\ \text{kcal/份} = 25\ 份$$

3. 进行食物的分配

表 2-14 所示是不同能量所需的各组食物交换份。从该表中可得该成年男性的食物交换份数是 25,其中谷薯类 16 份,果蔬类 2 份,肉蛋类 4.5 份,热能组 2.5 份。

表 2-14　不同能量所需的各组食物交换份

能量（kcal）	交换份	谷薯组	果蔬组	肉蛋组	热能组
1 200	13.5	6	2	4	1.5
1 300	14.5	7	2	4	1.5
1 400	16	8	2	4	2
1 500	17	9	2	4	2
1 600	18	10	2	4	2
1 700	19	11	2	4	2
1 800	20	12	2	4	2
1 900	21	12.5	2	4	2.5
2 000	22	13.5	2	4	2.5
2 100	23.5	14.5	2	4.5	2.5
2 200	24.5	15.5	2	4.5	2.5
2 250	25	16	2	4.5	2.5
2 300	25.5	16	2.5	4.5	2.5
2 400	27	17	2.5	4.5	3
2 500	28	18	2.5	4.5	3
2 600	29	19	2.5	4.5	3
2 700	30	20	2.5	4.5	3
2 800	31	20	3	4.5	3.5
2 900	32	21	3	4.5	3.5
3 000	33.5	22.5	3	4.5	3.5
3 100	34.5	23	3.5	4.5	3.5
3 200	35.5	24	3.5	4.5	3.5

注：表中的交换份数是按照蛋白质占总热能的 10%~15%、脂肪占 20%~30%、糖类占 55%~65% 的分配比例计算而得。本表不是固定模式，可以适当调整。

由此得出该成年男性的食物分配安排如表 2-15 所示。

表 2-15　案例中的成年男性的食物分配表

组　别	具体分配			
薯谷组(16 份)	小麦粉(7 份)	稻米(7 份)	小米(2 份)	
果蔬组(2 份)	大白菜(0.6 份)	绿豆芽(0.4 份)	柑橘(0.5 份)	苹果(0.5 份)
肉蛋组(4.5 份)	鸡蛋(1 份)	瘦猪肉(1 份)	牛乳(1.5 份)	豆制品(1 份)
热能组(2.5 份)	色拉油(2.5 份)			

4. 食谱编制

为案例中的成年男性编制的一日食谱如表 2-16 所示。

表 2-16　为案例中的成年男性编制的一日食谱（初步）

餐次	食物名称	原料	质量	交换份	交换份折算能量(kcal)
早餐	牛奶	牛奶	250	1.5	
	咸面包	咸面包	175	5	720
	柑橘	柑橘	100	0.5	
	鸡蛋	鸡蛋	60	1	
午餐	米饭	大米	175	7	
	苹果	苹果	100	0.5	
	白菜炒肉	瘦猪肉	50	1	909
		大白菜	300	0.6	
		色拉油	10	1	
晚餐	花卷	面粉	50	2	
	小米粥	小米	50	2	
	炒绿豆芽	绿豆芽	200	0.4	621
		色拉油	10	1	
	凉拌豆腐干	豆腐干	50	1	
		色拉油	5	0.5	

5. 食谱调整

根据以上步骤设计出表 2-16 所示营养食谱后，还需要对该食谱进行评价，以确定编制的食谱是否科学合理。应参照《食物成分表》初步核算该食谱提供的能量，达到标准的 90% 为正常，其他营养素的含量与 DRIs 进行比较，达到标准的 80% 以上可认为符合要求，否则要增减或更换食品的种类或数量。

（1）对食谱的评价分析

下面为案例中的成年男性编制的一日食谱（见表 2-11）进行分析，如表 2-17～表 2-21 所示。

表 2-17　食谱中三餐供能比例的合理性评价

餐次	能量(kcal)	比例(%)	评价
早餐	725.6	33	合理
午餐	881.8	40.1	合理
晚餐	588.7	26.9	合理
合计	2196.1		

表 2-18 食谱中各种营养素含量的合理性评价

	能量 (kcal)	蛋白质 (g)	脂肪 (g)	碳水化合物(g)	V_A (REμg)	V_{B1} (mg)	V_{B2} (mg)	V_C (mg)	钙 (mg)	铁 (mg)
RNI	2250	65	50~75	309~366	800	1.4	1.4	100	800	12
食谱	2196	82.4	61.7	344	696	1.34	1.31	176	908	22.9
比例(%)	97.6	126.8	—	—	87	95.7	93.6	176	113.5	190.8
评价	合理	合理	合理	合理	合理	合理	合理	合理	合理	合理

表 2-19 食谱中三大产能营养素供能比例的合理性评价

	蛋白质	脂肪	碳水化合物
RNI	10%~15%	20%~30%	55%~65%
供能比例	15%	25.3%	62.7%
评价	合理	合理	合理

表 2-20 食谱中蛋白质来源的合理性评价

蛋白质种类	质量(g)	比例	评价
优质蛋白	33.4	40.5%	合理
总蛋白质	82.4		

表 2-21 食谱中脂肪来源的合理性评价

脂肪种类	质量(g)	比例	评价
植物性油脂	45.2	2.74:1	合理
动物性油脂	16.5		

（2）对食谱的评价结果

表 2-11 所示食谱基本满足该成年男士的营养需要，食谱可不用调整。

6. 食物互换

（1）早餐食物互换

早餐食物互换如表 2-22 所示。

表 2-22 早餐食物互换表

原有食物			交换份	互换食物		
食物名称	原料	质量(g)		食物名称	原料	质量(g)
牛奶	牛奶	250	1.5	牛奶	牛奶	250
咸面包	咸面包	175	5	窝窝头	窝窝头	175
柑橘	柑橘	100	0.5	香蕉	香蕉	75
鸡蛋	鸡蛋	60	1	鸡蛋	鸡蛋	60

（2）午餐食物互换

午餐食物互换如表 2-23 所示。

表 2-23 午餐食物互换表

原有食物			交换份	互换食物		
食物名称	原料	质量(g)		食物名称	原料	质量(g)
米饭	大米	175	7	杂豆米饭	大米	100
					绿豆	25
					红豆	25
				煮玉米	玉米	200
苹果	苹果	100	1	橙子	橙子	100
白菜炒肉	大白菜	300	0.6	芹菜牛肉丝	芹菜	300
	瘦猪肉	50	1		牛肉	50
	色拉油	10	1		菜籽油	10

（3）晚餐食物互换

晚餐食物互换如表 2-24 所示。

表 2-24 晚餐食物互换表

原有食物			交换份	互换食物		
食物名称	原料	质量(g)		食物名称	原料	质量(g)
花卷	面粉	50	2	马铃薯米饭	马铃薯	200
小米粥	小米	50	2		大米	50
炒绿豆芽	绿豆芽	200	0.4	豆腐蘑菇汤	北豆腐	100
					蘑菇	100
	色拉油	10	1		菜籽油	5
凉拌豆腐干	豆腐干	50	1	炒油菜	油菜	100
	色拉油	5	0.5		菜籽油	10

食物交换份法简单、实用，便于计算总能量，每份食物所含热能均为 90 kcal，做到食物多样化，同类食品可以任意选择，避免选食单调。但食物交换份法是一个比较粗略的方法，没有计算法那么精确，在实际应用中，可将计算法与食物交换份法结合使用，首先用计算法确定食物的需要量，然后用食物交换份法确定食物种类及数量。通过食物的同类互换，可以以一日食谱为模本，设计出一周、一月的食谱。

【小 结】

食物交换份法的最大优点是：同类食物或营养素含量近似的食物之间可以相互交换。采用食物交换份法时应注意食物互换的两个要点：

① 同类食物之间的互换。如各种不同的主食之间、各种蔬菜之间、各种水果之间、各种肉类之间、各种豆制品之间、油脂和各种坚果之间可以互换。

② 不同种类但营养素含量相似的食物之间的互换。这种情况稍微复杂，常见情况如下：25 g 主食和 200 g 苹果可等值互换；50 g 瘦肉和 100 g 豆腐等值互换；25 g 燕麦片和 200 g 橘子等值互换；15 g 花生米与 10 g 油等值互换；500 g 蔬菜与 200 g 苹果等值交换。

复习思考题

一、填空题

1. 三餐能量分配比：早餐占比＿＿＿＿＿＿、中餐占比＿＿＿＿＿＿＿、晚餐占比＿＿＿＿＿＿＿。

2. 三大产能营养素供能比：蛋白质占＿＿＿＿＿＿、脂肪占＿＿＿＿＿＿、碳水化合物占＿＿＿＿＿＿。

3. 三大产能营养素的产能系数：1 g 脂肪产能＿＿＿＿＿kcal、1 g 碳水化合物产能＿＿＿＿＿kcal、1 g 蛋白质产能＿＿＿＿＿kcal。

二、计算题

1. 假设晚餐应摄入碳水化合物 108.2 g，要求以烙饼、小米粥、馒头为主食，并分别提供 40%、10%、50% 的碳水化合物，试确定各自的质量。（查表得知烙饼含碳水化合物 51%，小米粥含碳水化合物 8.4%，馒头含碳水化合物 43.2%）

2. 试为一名 30 岁的中等体力劳动的男子计算晚餐的碳水化合物的质量。

解题思路：

① 查表（查一天应摄入的能量）；

② 根据三餐能量分配比，计算晚餐的能量；

③ 根据三大产能营养素供能比，计算碳水化合物的能量；

④ 根据三大产能营养素产能系数比，计算碳水化合物的质量。

3. 某位 70 岁的老年男子，从事轻度体力劳动，计算其午餐脂肪的含量。

4. 已知某初中生早餐吃了一个糖包子（面粉 80 g，糖 20 g）和 300 g 小米粥，又知早餐中蛋白质的需要量为 27 g，请你为其设计一日早餐副食带量食谱。

三、技能题

1. 某 65 岁老年女性的一日食谱如下：

早餐：鲜牛奶一杯（200 g）、馒头一个（小麦标准粉 100 g）。

午餐：米饭（粳米，标一 100 g）、猪肉炒芹菜（猪腿肉 100 g、芹菜 250 g、酱油 10 g、大豆油 6 g、盐 2 g）。

晚餐：米饭（粳米，标一 100 g）、生菜豆腐汤（生菜 100 g，豆腐 100 g，大豆油 6 g，盐 2 g）、清蒸鲈鱼（200 g）。

要求：

① 计算该老年女性一天的膳食摄入量，并分析能否满足中国营养学会制订的膳食营养素参考摄入量标准（DRIs）？

② 其膳食组成是否合理？如何改进？

模块三 健康个体和群体的食谱编制

任务一 学龄前儿童的食谱编制

【学习目标】

通过学习使学生掌握学龄前儿童的营养需求和学龄前儿童食谱编制的原则和步骤,并能运用食物成分计算法进行学龄前儿童的食谱编制。

【学习内容】

学龄前儿童是指 2 周岁~6 周岁的儿童。幼儿满 2 周岁以后,摄入的食物种类和膳食结构已开始接近成人,这一时期是幼儿饮食行为和生活方式形成的关键时期。2~5 周岁的儿童,生长发育速率与婴幼儿时期相比略有下降,但仍处于较高水平,必须每天从膳食中获得充分的营养物质才能满足其生长发育和身体活动的需要。足量食物、平衡膳食、规律就餐是此阶段儿童获得全面营养并良好地消化吸收的保障。

一、学龄前儿童食谱编制的原则

基于学龄前儿童的生理特点和营养需要,其食谱编制有以下原则。

(一)首先应满足儿童对能量、蛋白质、脂肪的需要

《中国居民膳食营养素参考摄入量》(2013 修订版)(参见表 1-5)推荐 2~5 周岁学龄前儿童的总能量供给范围是 1 100~1 400 kcal/d,其中男孩稍高于女孩,详见表 3-1。

表 3-1 学龄前儿童能量和蛋白质的 RNI 及脂肪供能比

年龄/岁	能量 RNI / kcal		蛋白质 RNI / g		脂肪占能量百分比 /%
	男	女	男	女	
2~	1 100	1 000	25	25	35
3~	1 250	1 200	30	30	35
4~	1 300	1 250	30	30	20~30
5~	1 400	1 300	30	30	20~30

儿童生长发育所需的能量、免疫功能的维持、脑的发育和神经髓鞘的形成都需要脂肪，尤其是必需脂肪酸。由于学龄前儿童胃的容量相对较小，而需要的能量又相对较高，其膳食脂肪供能比高于成人，占总能量 30% ~ 35%，亚油酸供能不应低于总能量的 4%，亚麻酸供能不低于总能量的 0.6%。建议使用含有 α-亚麻酸的大豆油、低芥酸菜籽油或脂肪酸比例适宜的调和油为烹调油。在选择动物性食品时，也可多选用鱼类等富含 n-3 长链多不饱和脂肪酸的水产品。

经婴幼儿时期（7 ~ 24 月龄）对膳食模式的逐渐适应，学龄前儿童的膳食结构基本上完成了从以奶和奶制品为主到以谷类为主的过渡。谷类所含有的丰富碳水化合物基本上是学龄前儿童能量的主要来源，此期间碳水化合物提供的能量为总能量的 50% ~ 65%，但不宜摄入过多的糖和甜食，而应以含有复杂碳水化合物的谷类为主，如大米、面粉以及红豆、绿豆等各种豆类。

（二）各种营养素之间的比例要适宜

膳食中的能量来源及其在各餐中的分配比例要合理，要保证膳食蛋白质中的优质蛋白质占适宜的比例，要以植物油作为油脂的主要来源，同时还要保证碳水化合物的摄入。各种矿物质之间也要配比适当。

（三）食物的搭配要合理

注意主食与副食、杂粮与精粮、荤与素等食物的平衡搭配。食物的品种宜丰富多样，一周内的菜式、点心尽可能不重复。每日膳食应由数量适宜的谷薯类、蔬菜类、水果类、畜禽肉蛋类、水产品类、大豆坚果类、乳类等食物组成，在各类食物的数量相对恒定的前提下，同类中的各种食物可轮流选用，做到膳食多样化，从而发挥各种食物在营养上的互补作用，使儿童摄入的营养全面、平衡。主食做到粗细搭配、粗粮细作，副食荤素搭配、色彩丰富，食物尽可能原汁原味、清淡少盐。每周安排一次海产食物，以补充碘，安排一次动物的肝脏（约 25 g/人）以补充维生素 A 和铁。奶及奶制品中钙含量丰富且吸收率高，是儿童摄入钙的最佳来源。每天饮用 300 ~ 400 mL 奶或相当量奶制品，可保证学龄前儿童钙摄入量达到适宜水平。

（四）膳食制度要合理

学龄前儿童以三餐两点制为宜，即学龄前儿童每天应安排早、中、晚三次正餐；在此基础上至少还有两次加餐，一般安排在上午、下午各一次；晚餐时间比较早时，可在睡前 2 小时安排一次加餐。加餐以奶类、水果为主，配以少量的松软面点。晚间加餐不宜安排甜食，以防龋齿。能量配比：早餐加早点 30% 左右；午餐加午点 40% 左右；晚餐 30%。

（五）注意制作和烹调方法

学龄前儿童咀嚼和消化能力仍低于成人，他们不能进食普通的家庭膳食和成人膳食。此外，家庭膳食中往往会加入过多的调味品，也不宜儿童食用。

在烹调方式上，宜采用蒸、煮、炖、煨等烹调方式。特别注意要完全去除皮、骨、刺、核等。大豆、花生等坚果类食物，应先磨碎，制成泥糊浆等状态再进食。口味以清淡为好，不应过咸、油腻和辛辣，尽可能少用或不用味精或鸡精、色素、糖精等调味品。为儿童烹调食物时，应控制食盐用量，还应少选含盐高的腌制食品或调味品。可选天然、新鲜香料（如葱、蒜、洋葱、柠檬、醋、香草等）和新鲜蔬果汁（如番茄汁、南瓜汁、菠菜汁等）进行调味。

二、学龄前儿童食谱编制的步骤

学龄前儿童的食谱编制步骤如下：

① 确定儿童膳食能量和宏量营养素膳食目标。

② 根据餐次比计算每餐营养素参考摄入量。

③ 根据碳水化合物的需要量确定谷类主食的需要量。

④ 根据蛋白质的需要量确定肉蛋类副食的需要量（包括豆类）。

⑤ 确定蔬菜、水果的需要量。

⑥ 确定油和食盐的用量。

⑦ 设计出一日食谱及用料。

⑧ 食谱营养的分析计算。

⑨ 食谱的调整和评价。

三、案例讲解

案例 为一位 5 岁的男童编制一日食谱。

（一）确定营养目标

根据儿童性别、年龄，查《中国居民膳食营养素参考摄入量》（2013 修订版）（参见表 1-5），得知：5 岁男童的每日能量参考摄入量为 1 400 kcal，蛋白质的参考摄入量为 30 g，蛋白质的供能比 = 30 × 4 ÷ 1 400 = 8.6%。

$$每日膳食中的脂肪含量(g) = 1\ 400 × 30\% ÷ 9 = 46.7\ g$$

$$每日膳食中的碳水化合物含量(g) = (1\ 400 − 30 × 4 − 1\ 400 × 30\%) ÷ 4 = 215\ g$$

（二）根据餐次比计算每餐宏量营养素摄入目标

学龄前儿童餐次比以早餐加早点占总能量的 30%、午餐加午点占总能量的 40%、晚餐加晚点占总能量的 30% 计算。

1. 早餐加早点或晚餐加晚点

能量 = 全日能量参考摄入量×30% = 1 400×30% = 420 kcal

蛋白质参考摄入量 = 全日蛋白质参考摄入量×30% = 30×30% = 9 g

脂肪参考摄入量 = 全日脂肪参考摄入量×30% = 46.7×30% = 14 g

碳水化合物参考摄入量 = 全日碳水化合物参考摄入量×30% = 215×30% = 64.5 g

2. 午餐加午点

能量 = 全日能量参考摄入量×40% = 1 400×40% = 560 kcal

蛋白质参考摄入量 = 全日蛋白质参考摄入量×40% = 30×40% = 12 g

脂肪参考摄入量 = 全日脂肪参考摄入量×40% = 46.7×40% = 18.68 g

碳水化合物参考摄入量 = 全日碳水化合物参考摄入量×40% = 215×40% = 86 g

（三）主食品种、需要量的确定

主食的品种主要根据用餐者的饮食习惯来确定，北方习惯以面食为主，南方则以大米居多。由于谷薯类是碳水化合物的主要来源，因此主食的需要量主要根据各类主食原料中碳水化合物的含量确定。

假如主食只吃一种，根据《食物成分表》查出所选食物含碳水化合物的百分含量。则：

$$主食的需要量 = \frac{膳食中碳水化合物的目标量}{某种食物碳水化合物的百分含量}$$

根据上一步的计算，早餐、早点中应含有碳水化合物 64.5 g，若以小米粥和馒头、饼干为主食，并分别提供 20%、70% 和 10% 的碳水化合物。查《食物成分表》得知，每 100 g 小米含碳水化合物 73.5 g，每 100 g 馒头（富强粉）含碳水化合物 48.3 g，每 100 g 饼干含碳水化合物 70.6 g。则：

所需小米的量 = 64.5 g×20% ÷ 73.5% = 17.6 g

所需馒头（富强粉）的量 = 64.5g×70% ÷ 48.3% = 80.1 g

所需饼干的量 = 64.5g×10% ÷ 70.6% = 18.3 g

（四）副食品种、需要量的确定

蛋白质广泛存在于动植物性食物中，除了谷类食物能提供的蛋白质，各类动物性食物和豆制品是优质蛋白质的主要来源。因此副食品种和数量的确定应在已确定主食用量的基础上，依据副食应提供的蛋白质数量来确定。计算程序如下：

① 计算主食提供的蛋白质的量。

② 蛋白质摄入目标量减去主食提供的蛋白质的量，即为副食应提供的蛋白质的量。

③ 设定副食中蛋白质的 2/3 由动物性食物供给，1/3 由豆制品供给，据此可求出各种副食提供的蛋白质的量。

④ 查《食物成分表》并计算各类动物性食物及豆制品的需要量。

此案例中，已知该 5 岁男童午餐、午点含蛋白质 12 g、脂肪 18.68 g、碳水化合物 86 g。

1. 午餐、午点中主食的需要量

假设以米饭（大米）为主食，查《食物成分表》得知，每 100 g 粳米含碳水化合物 77.7 g。则：

午餐、午点中所需粳米的量 = 86 g ÷ 77.7% = 111 g

2. 午餐、午点中副食的需要量

首先计算主食中含有的蛋白质的量。查《食物成分表》得知，100 g 粳米含蛋白质 8.0 g。则：

主食提供的蛋白质的量 = 111 g×8.0% = 8.88 g

副食应提供的蛋白质的量 = 蛋白质摄入目标量 – 主食提供的蛋白质的量

= 12 g – 8.88 g = 3.12 g

设定副食中蛋白质的 2/3 由动物性食物供给，1/3 由豆制品供给，因此：

动物性食物应提供的蛋白质的量 = 3.12 g×66.7% = 2.08 g

豆制品应提供的蛋白质的量 = 3.12 – 2.08 = 1.04 g

如动物性食物由瘦猪肉供给，豆制品由豆腐提供。查《食物成分表》可知，每 100 g 瘦猪肉含蛋白质 20.3 g，每 100 g 豆腐含蛋白质 8.1 g，则：

午餐、午点中瘦猪肉的需要量 = 2.08 ÷ 20.3% = 10.3 g

午餐、午点中豆腐的需要量 = 1.04 ÷ 8.1% = 12.84 g

（五）设计蔬菜和水果的品种和数量

依据《中国居民平衡膳食宝塔（2016）》中水果和蔬菜每日的推荐摄入量（水果类 200～350 g、蔬菜类 300～500 g）来确定每日蔬菜和水果的摄入量。水果和蔬菜的品种可根据不同季节市场的供应情况，以及考虑与动物性食物和豆制品配菜的需要来确定。

（六）油和盐

世界卫生组织建议，儿童应减少钠摄入量，以控制血压。推荐儿童每天最高摄入限量为 2 g 钠，即 5 g 盐。《中国居民膳食营养素参考摄入量（2013 版）》中规定，2～5 岁儿童钠 AI 值为 1.2 g/d，即每天 3 g 盐。

油脂的摄入应以植物油为主，并有一定量动物脂肪的摄入。因此，应以植物油作为纯能量食物的来源。由《食物成分表》可知每日摄入的各类食物提供的脂肪量，则：

每日摄入的植物油数量 = 每日需要的总脂肪量 – 每日主、副食物提供的脂肪数量

已知该 5 岁男童午餐、午点的主、副食为粳米 111 g、瘦猪肉 10.3 g、豆腐 12.84 g。查《食物成分表》得知：100 g 瘦猪肉含脂肪 6.2 g，100 g 豆腐含脂肪 3.7 g，100 g 粳米（标二）含脂肪 0.6 g。

午餐植物油的用量 = 18.68 – 111×0.6% – 10.3×6.2% – 12.84×3.7% = 17.9 g

早餐、晚餐植物油的用量以此类推。

（七）案例中 5 岁男童的一日食谱

案例中 5 岁男童的一日食谱如表 3-2 所示。

表 3-2　案例中 5 岁男童的一日食谱

餐次	食物名称	原料	质量(g)
早餐	小米粥	小米	17.6
	馒头	馒头	80.1
	炒菠菜	菠菜	50
		大豆油	7
早点	牛奶	牛奶	150 mL
	饼干	饼干	18.2

续表

餐次	食物名称	原料	质量(g)
午餐	软米饭	粳米	111
	番茄豆腐	番茄	50
		豆腐	12.84
		菜籽油	8
	肉沫炒鲜蘑菇油菜	油菜	50
		瘦猪肉	10.3
		鲜蘑菇	50
		菜籽油	10
午点	橘子	橘子	100
晚餐	红薯米饭	粳米	40
		红薯	140
	耗油西兰花	西兰花	75
	炒莴苣丝	莴苣丝	50
		大豆油	9
晚点	牛奶	牛奶	150
	苹果	苹果	100

（八）食谱的营养分析、评价

根据以上步骤设计出表 3-2 所示营养食谱后，还应该对该食谱进行营养分析、评价，以确定编制的食谱是否科学合理。

根据食谱的制订原则，食谱的营养分析、评价应该包括以下几个方面：

① 食谱中所含五大类食物是否齐全，是否做到了食物种类多样化？

② 各类食物的量是否充足？

③ 全天能量和营养素摄入是否适宜？

从《食物成分表》中查出每 100 g 食物所含营养素的量，再算出每种食物所含营养素的量，计算公式为：

食物中某类营养素的含量 = 食物用量(g)×可食用部分比例×100 g 食物中营养素的含量

将所用食物中的各种营养素分别累计相加，计算出一日食谱中三种能量营养素及其他营养素的需要量。

将计算结果与中国营养学会制订的《中国居民膳食中营养素参考摄入量（2013）》中同年龄同性别人群的平均水平比较，进行评价。

④ 三餐能量摄入分配是否合理？

⑤ 优质蛋白质占总蛋白质的比例是否恰当？

⑥ 三种产能营养素（蛋白质、脂肪、碳水化合物）的供能比例是否适宜?

（九）食谱的调整和评价

应参照《食物成分表》初步核算该食谱提供的能量，达到标准的 90% 为正常，其他营养素的含量与 DRIs 进行比较，达到标准的 80% 以上可认为符合要求，否则要增减或更换食品的种类或数量。值得注意的是，制订食谱时，不必严格要求每份营养餐食谱的能量和各类营养素均与 DRIs 保持一致。一般情况下，每天的能量、蛋白质、脂肪和碳水化合物的量的出入不应该很大，其他营养素以一周为单位进行计算、评价即可。

【小 结】

在对学龄前儿童的食谱编制过程中，可将计算法与食物交换份法结合使用，首先用计算法确定食物的需要量，然后用食物交换份法确定食物种类及数量。通过食物的同类互换，可以以一日食谱为模本，设计出一周、一月食谱。

任务二 孕妇食谱编制

【学习目标】

通过学习使学生掌握孕妇早期、中期、晚期膳食制订的原则和注意事项，并能运用食物成分计算法进行孕妇的食谱编制。

【学习内容】

妊娠期是生命早期 1 000 天机遇窗口的起始阶段，营养作为最重要的环境因素，对母子双方的近期和远期健康都将产生至关重要的影响。孕期胎儿的生长发育、母体乳腺和子宫等生殖器官的发育，以及为分娩后乳汁分泌进行必要的营养储备，都需要额外的营养。因此，妊娠各期妇女的膳食应在非孕妇女的基础上，根据胎儿生长速度及母体生理和代谢的变化进行调整。孕早期胎儿的生长发育速度相对缓慢，所需营养与孕前无太大差别。从孕中期开始，胎儿的生长发育逐渐加速，母体生殖器官的发育也相应加快，对营养的需要增大，此时期应合理增加食物的摄入量。

孕期妇女的膳食应该是由多样化食物组成的营养均衡的膳食，除了要保证孕期的营养需要外，还潜移默化地影响较大婴儿对副食的接受和后续多样化膳食结构的建立。

一、孕早期营养食谱的编制

（一）孕早期的膳食制定原则

孕早期妇女在营养需要上与孕前没有太大区别，但为了保证胚胎发育和孕妇生理变化的需要，也应合理调配膳食以保证热能和营养素的供给。

1. 保证优质蛋白质的供给

孕早期母体子宫和乳房已开始增大，胚胎、胎盘开始发育，羊水也已产生。所以孕早期必须供给足够的优质蛋白质。

2. 确保无机盐和维生素的供给

无机盐和维生素具有促进身体发育、调节生理功能的作用，缺乏它们易影响胚胎的分化、细胞的分裂和神经系统的发育。特别是应满足孕期对叶酸的需要。叶酸对预防神经管畸形和高同型半胱氨酸血症、促进红细胞成熟和血红蛋白的合成极为重要。孕期叶酸应达到600 μgDFE/d，除了常吃含叶酸丰富的食物外，还应补充叶酸 400 μgDFE/d。每天保证摄入 400 g 各种蔬菜，且其中 1/2 以上为新鲜绿叶蔬菜，可提供约 200 μgDFE 叶酸（见表 3-3）

表 3-3　提供 200 μgDFE 叶酸的一天蔬菜食物搭配举例*

例一			例二		
食物名称	重量(g)	叶酸含量(μgDFE)	食物名称	重量(g)	叶酸含量(μgDFE)
小白菜	100	57	韭菜	100	61
甘蓝	100	113	油菜	100	104
茄子	100	10	辣椒	100	37
四季豆	100	28	丝瓜	100	22
合计	400	208	合计	400	224

注：*依据《中国食物成分表（2004）》计算。

3. 食物可口，能促进食欲

妊娠初期常有恶心、呕吐、食欲不振等妊娠反应，严重呕吐还会导致失水，所以孕期食物应含水分多，且含有丰富的维生素和钙、钾等无机盐；烹调方式以清淡为宜，也可具有一定的酸、辣味，以促进食欲。

4. 食物容易消化，少食多餐

如果早孕反应严重，可少食多餐，选择清淡或适合的膳食，保证摄入含有足量碳水化合物的食物（每天必须摄入至少 130 g 碳水化合物），以预防酮血症对胎儿神经系统的损害。应首选富含碳水化合物、易消化的粮谷类食物，如米、面、面包、馒头、饼干等。各类糕点、薯类、根茎类蔬菜和一些水果中也含有较多碳水化合物，可根据孕妇的口味选用。

（二）孕早期营养食谱编制

根据孕妇早期能量和营养素参考摄入量（见表 3-4）来确定此阶段妇女的能量和各种营养素的摄入量，结合具体经济条件、食品供应条件来选择食物种类和数量，并进行适当调配，制订食谱。

表 3-4　孕妇能量和营养素参考摄入量（DRIs）（2013）

	年龄/岁	能量	蛋白质	钙	铁	锰	V_A	V_D	V_C	叶酸
		RNI/kcal	RNI/g	AI/mg	AI/mg	RNI/mg	RNI/gRE	RNI/μg	RNI/mg	AI/μg
18~	轻度体力活动	1800	55	800	12	7.5	700	10	100	400
	中度体力活动	2100	55	800	12	7.5	700	10	100	400
	重体力活动	2400	55	800	12	7.5	700	10	100	400
孕妇	早期	+0	+0	+0	+0	+2	+0	+0	+0	+200
	中期	+300	+15	+200	+4	+2	+70	+0	+15	+200
	晚期	+450	+30	+200	+9	+2	+70	+0	+15	+200
	乳母	+500	+25	+200	+4	+4.5	+60	+0	+50	+150

案例　为一名从事轻度体力劳动的孕早期女性编制一日食谱。

1. 确定一日能量需要量和三种能量营养素的需要量

（1）计算一日能量需要量

查表3-4得该女性每日需热量1 800 kcal，如按蛋白质占总热能15%、脂肪占20%、糖类占65%的比例，则蛋白质、脂肪和碳水化合物每日应供给的能量为：

蛋白质：1 800 kcal×15% = 270 kcal

脂肪：1 800 kcal×20% = 360 kcal

碳水化合物：1 800 kcal×65% = 1 170 kcal

（2）计算三种能量营养素的每日需要量

计算公式：

$$产热营养素每日需要量 = \frac{产热营养素每日供给的能量（上述计算已知）}{营养素的产能系数}$$

三种能量营养素的产能系数为：1 g碳水化合物产生的能量为4.0 kcal；1 g脂肪产生的能量为9.0 kcal；1 g蛋白质产生的能量为4.0 kcal。则

蛋白质每日需要量 = 270 kcal ÷ 4(kcal/g) = 67.5 g

脂肪每日需要量 = 360 kcal ÷ 9(kcal/g) = 40 g

碳水化合物每日需要量 = 1 170 kcal ÷ 4(kcal/g) = 292.5 g

2. 计算三种能量营养素的每餐需要量

依据三餐的能量分配比例计算出三大能量营养素的每餐需要量。

计算公式：

产热营养素每餐需要量 = 产热营养素每日需要量(上述计算已知)×三餐的供能比例

三餐能量的适宜分配比例为：早餐占30%，午餐占40%，晚餐占30%。则：

① 早餐、晚餐：

蛋白质：67.5 g×30% = 20.25 g

脂肪：40 g×30% = 12.0 g

碳水化合物：292.5 g×30% = 87.75 g

② 午餐：

蛋白质：67.5 g×40% = 27 g

脂肪：40 g×40% = 16.0 g

碳水化合物：292.5 g×40% = 117 g

3. 计算主食用量（依据碳水化合物的需要量计算）

主食一般以谷薯类为主。

将主食设定为：早餐吃面条（标准粉，切面），午餐吃绿豆（20%）、粳米（标一）（80%），晚餐吃小米粥（以小米计算）、花卷[以小麦粉（标准粉）计算]。

查《食物成分表》得知：面条含有碳水化合物58%；绿豆含有碳水化合物55.6%；粳米含有碳水化合物76.8%；小米含有碳水化合物73.8%；面粉含有碳水化合物71.5%。则：

早餐：面条 = 87.8÷58% = 151.4 g

中餐：绿豆 = 117×20%÷55.6% = 42.1 g；粳米 = 117×80%÷76.8% = 121.9 g

晚餐：小米 = 87.8×20%÷73.8% = 23.8 g；小麦粉 = 87.8×80%÷71.5% = 98.2 g

结论（主食）：早餐面条为 151.4 g；中餐绿豆为 42.1 g、粳米为 121.9 g；晚餐小米为 23.8 g、小麦粉为 98.2 g。

4. 计算副食用量（根据蛋白质的需要量计算）

动植物性食物以及豆类及其制品是蛋白质的主要来源。

主食的质量：早餐面条为 151.4 g；中餐绿豆为 42.1 g、粳米为 121.9 g；晚餐小米为 23.8 g、小麦粉为 98.2 g。

① 早餐（早餐选择腐竹、瘦猪肉、牛奶为蛋白质来源）

设早餐副食蛋白质的 2/3 由动物性蛋白质提供，1/3 由豆制品供给。

查《食物成分表》得知：面条中的蛋白质含量 8.5%。则：

早餐副食提供的蛋白质的量 = 早餐蛋白质的需要量 - 主食含有的蛋白质的量

= 20.25 - 151.4×8.5% = 7.4 g

其中：

早餐动物性食品提供的蛋白质的量：7.4×66.7% = 4.9 g

早餐豆制品提供的蛋白质的量：7.4 - 4.9 = 2.5 g

如早餐选择腐竹、瘦猪肉（提供蛋白质 1.9 g）、牛奶（提供蛋白质 3 g）为蛋白质来源。查《食物成分表》得知：腐竹中的蛋白质含量为 44.6%；瘦猪肉中的蛋白质含量为 20.3%；牛奶中的蛋白质含量为 3%。则早餐各类副食的需要量为：

腐竹 = 2.5÷44.6% = 5.6 g

瘦猪肉 = 1.9÷20.3% = 9.4 g

牛奶 = 3÷3% = 100 g

② 午餐、晚餐副食的用量以同类方法计算。

③ 结论（副食用量）：早餐腐竹为 5.6 g、瘦猪肉为 9.4 g、牛奶为 100 g；中餐豆腐干为 14.2 g、海米为 10.8 g；晚餐鸡蛋为 36 g、牛奶为 150 g。

5. 选择蔬菜、水果的品种和数量

根据不同季节市场的供应，考虑与动物性食品和豆制品的搭配的需要，并依据《中国居民平衡膳食宝塔（2016）》的推荐量来设定蔬菜和水果的品种和数量。

《中国居民平衡膳食宝塔（2016）》推荐每日食用蔬菜 300～500 g（深色蔬菜应占 1/2）、水果 200～350 g。则计算得出该孕妇孕早期每日摄入的蔬菜和水果的数量如下：

早餐：芦柑 100 g。

中餐：芹菜 100 g、油菜 200 g、香蕉 100 g。

晚餐：西红柿 100 g。

6. 确定纯能量食物的用量

计算公式：

植物油的用量 = 脂肪需求总量 - 确定的各种食物提供脂肪的总量

① 早餐

查《食物成分表》得知：面条中的脂肪含量为 1.6%；腐竹中的脂肪含量为 21.7%；瘦猪肉中的脂肪含量为 6.2%；牛奶中的脂肪含量为 3.2%。则：

$$早餐植物油的用量 = 早餐脂肪需求总量 - 早餐主副食提供脂肪的总量$$
$$= 12 - 151.4×1.6\% - 5.6×21.7\% - 9.4×6.2\% - 100×3.2\%$$
$$= 4.6 \text{ g}$$

其中：12 g 为早餐脂肪总量。

② 午餐、晚餐的植物油用量以同类方法计算。

③ 结论（纯能量食物用量）：早餐植物油为 4.6 g；午餐植物油为 14.1；晚餐植物油为 2 g。

7. 孕早期妇女的一日食谱

在食物的用量基本确定以后，即可算出全部食物所能供给的营养素，然后与供给量标准相比较，若相差过多，可做适当调整。孕早期妇女的一日食谱如表 3-5 所示。

表 3-5　孕早期妇女的一日食谱[*]

餐次	食物名称	食品原料	数量(g)
早餐	瘦肉腐竹面条	面条(标准粉、切面)	151.4
		瘦猪肉	9.4
		腐竹	5.6
		植物油	4.6
	牛奶	牛奶	100 mL
	芦柑	芦柑	100
午餐	绿豆米饭	绿豆	42.1
		粳米(标一)	121.9
	豆腐干炒芹菜	芹菜	100
		豆腐干	14.2
	海米炒油菜	海米	10.8
		油菜	200
	植物油	植物油	14.1
午点	香蕉	香蕉	100
晚餐	小米粥	小米	23.8
	花卷	小麦粉(标准粉)	98.2
	番茄炒鸡蛋	番茄	100
		鸡蛋	36
		植物油	2
晚点	牛奶	牛奶	150

注：*依据《中国食物成分表（2004）》计算。

二、孕中期营养食谱的编制

（一）孕中期的饮食安排原则

妊娠第 13 周至第 27 周末为中期妊娠阶段，此时妊娠反应减轻，食欲增加。孕中期胎儿的消化器官、神经系统、骨骼系统都在生长发育，基础代谢率增加。母体为了适应胎儿发育的需要在生理上也发生了较大变化，如子宫增大、乳房增大、血容量增加等，故应增加营养素的摄入量以满足胎儿和母体的需要。

1. 增加热能

孕中期妇女的基础代谢加强，糖利用增加，所需能量在怀孕前的基础上增加了 300 kcal，每日主食摄入量应达到 400 g 或大于 400 g，并与杂粮搭配食用。

2. 保证优质足量的蛋白质

孕中期是母体和胎儿增长组织的快速时期，尤其是胎儿脑细胞分化发育的第一个高峰。此时孕妇每日摄入的蛋白质应在原来的基础上增加 15 g，其中一半以上应为优质蛋白质，可来源于动物性食品和大豆类食品。

3. 增加维生素的摄入量

孕中期妇女由于热能的增加，基础代谢增强，相应的需要增加维生素 B_1、B_2 和尼克酸的摄入量；为了防止巨幼红细胞性贫血的发生和胎儿发生神经管畸形，维生素 B_{12} 和叶酸的摄入量亦需增加；为了胎儿骨骼的发育，维生素 A 和维生素 C 的需要量也要加大。因此，孕中期妇女的主食中应加入粗、杂粮，并经常食用动物内脏，多食用新鲜蔬菜和水果。

4. 多吃含无机盐和微量元素丰富的食物

孕中期妇女应多食用富含钙、铁、锌的食物，有些地区还要注意强化碘的供给；应每日饮奶，经常食用动物肝脏、水产品和海产品。植物性食品首选豆制品和绿叶蔬菜。

（二）孕中期营养食谱编制

根据孕中期妇女的能量和营养素参考摄入量来确定孕中期妇女的能量和各种营养素摄入量，并结合具体经济条件、食品供应条件来选择食物种类和数量，按需要进行调配，制订食谱。

具体编制步骤和方法参照孕早期营养食谱的编制。食物种类的选择上应考虑孕中期妇女的生理特点和营养需求。参考食谱如表 3-6 所示。

表 3-6　孕中期妇女的一日食谱[*]

餐次	食物名称	食品原料	数量(g)
早餐	豆沙包	面粉	40
		红豆沙	15
	蒸红薯	红薯	60
	煮鸡蛋	鸡蛋	40～50
	牛奶	牛奶	250 mL
	橙子	橙子	100

续表

餐次	食物名称	食品原料	数量(g)
午餐	杂粮饭	大米	50
		小米	50
	青椒爆炒猪肝	猪肝	10
		青椒	100
	豆腐鲫鱼紫菜汤	豆腐	100
		鲫鱼	20
		紫菜	2
	芹菜百合	芹菜	100
		百合	10
晚餐	牛肉面	面粉	80
		牛肉	20
		大白菜	100
	滑藕片	莲藕	100
	烧鸡块	鸡块	50
	水果	香蕉	150
	酸奶	酸奶	250
	核桃	核桃	10
全天		植物油25 g，食用碘盐不超过6 g	

注：*依据《中国食物成分表（2004）》计算。

（三）孕中期饮食注意事项

孕中期饮食中需要注意的是，整个过程中都要避免饮用浓茶、咖啡、酒精、可乐等各种富含添加剂的饮料。若是要饮茶，尽量在下午时间饮用较淡的茶水。不要喝咖啡，因为咖啡有脱钙的作用。多吃鱼，鱼类含有丰富的不饱和脂肪酸，有利于胎儿的大脑发育。如果要吃海鲜，要做到完全熟透，将其中的有害微生物彻底杀死。尽量少食用高度加工食品，多吃天然绿色食品。

三、孕晚期营养食谱的编制

（一）孕晚期的饮食安排原则

孕晚期是指孕期最后3个月。由于胎儿的增长，孕妇的胃受到压迫，饭量反而减少，孕妇可能吃饱了但并未满足营养的摄入，所以应该少吃多餐。孕妇在怀孕晚期时，应选择体积小、营养价值高的浓缩食物，如动物性食品等，减少一些谷类食物的摄入量。还要适当限制盐和糖的摄入量，盐一天约3~5 g即可，太少了不好，因为胎儿组织也需要钠，不然对胎儿的生长发育不利。此时期孕妇要注意热量不宜增加过多，以免孕妇发胖。孕妇每周体重的增加以不超过0.4 kg为宜。需定期称体重，观察是否出现水肿以及尿量是否正常。通过观察体重的变化，适当增加或减少食物摄入量。孕妇在怀孕期间体重增加 12.5 kg 左右属于正常，如过量摄取糖分将使孕妇的体重超标、胎儿过大，分娩时容易发生大出血。超重的"准妈妈"产后体形很难恢复。

随着胎儿在母体中不断长大，对钙的需求量也逐渐增多，孕妇只有准备好充足的钙源，才能让宝宝在得到钙的同时，自己的身体也不受累。

（二）孕晚期营养食谱编制

根据孕妇晚期能量和营养素参考摄入量来确定此时期孕妇能量和各种营养素摄入量，结合具体经济条件、食品供应条件来选择食物种类和数量，并进行调配，制订食谱。

具体编制步骤和方法参照孕早期营养食谱的编制，食物种类的选择上应考虑孕晚期妇女的生理特点和营养需求。参考食谱如表 3-7 所示。

表 3-7　孕晚期妇女的一日食谱*

餐次	食物名称	食品原料	数量(g)
早餐	花卷	面粉	154
	鲜豆浆	鲜豆浆	220
	鸡蛋	鸡蛋	60
	凉拌菠菜	菠菜	100
	柑橘	柑橘	200
午餐	大米饭	粳米	190
	排骨炖海带	猪小排	80
		海带	50
	健康牛肉烩	西兰花	150
		黑木耳	50
		牛肉（里脊）	30
		腐竹	18
晚餐	板栗小米粥	板栗	65
		小米	30
	馒头	面粉	90
	白灼虾	海虾	65
	清炒四季豆	四季豆	150
	香蕉	香蕉	100
加餐	酸奶	酸奶	250
全天	植物油	大豆油	25

注：*依据《中国食物成分表（2004）》计算。

（三）注意事项

在孕晚期的日常饮食中，孕妇应避免吃得过饱，并且尽量少食用高脂肪食物；口味重或油煎的食品会加重胃的负担，孕妇不宜多吃；可在临睡前喝一杯热牛奶来缓解胃的灼热感；睡觉时还可以把头部垫高，这些方法可以帮助孕妇缓解和预防胃灼热。值得注意的是，未经医生同意，孕妇不能服用治疗消化不良的药物。

便秘也是孕妇在怀孕后半期常有的症状。这是由于渐长的胎儿压迫肠胃消化道，造成肠子的蠕动减慢，加上安胎卧床休息、缺乏运动引起的。此时期的便秘是可以预防的，具体方法有：① 养成每天固定时间上厕所的习惯；② 保持愉快的心情；③ 摄取足够的水分；④ 采高纤维饮食，建议每日粗纤维至少 13 g。

【小　结】

孕妇食谱的编制方法常采用食物成分计算法，可以结合食物交换份法，通过食物的同类互换，可以以一日食谱为模本，设计出一周、一月的食谱。

在食谱的编制过程中，通过查询孕妇不同时期的能量和营养素参考摄入量来确定该时期的能量和各种营养素摄入量，结合具体经济条件、食品供应条件来选择食物种类和数量，并进行调配，制订食谱。食物种类的选择上应考虑该孕期妇女的生理特点和营养需求。

任务三　乳母的食谱编制

【学习目标】

通过学习使学生掌握乳母的营养需求和乳母食谱编制的步骤，并能运用食物成分计算法进行乳母的食谱编制。

【学习内容】

哺乳期是母体用乳汁哺育新生子代使其获得最佳生长发育并奠定一生健康基础的特殊生理阶段。哺乳期妇女（乳母）既要分泌乳汁、哺育婴儿，还需要逐步补偿妊娠、分娩时的营养素损耗并促进各器官、系统功能的恢复，因此比非哺乳妇女需要更多的营养。哺乳期妇女的膳食仍是由多样化食物组成的营养均衡的膳食，除了保证哺乳期的营养需要外，还要通过乳汁的口感和气味，潜移默化地影响较大婴儿对辅食的接受和后续多样化膳食结构地建立。

基于母乳喂养对母亲和子代诸多的益处，世界卫生组织建议 6 个月内的婴儿应纯母乳喂养，并在添加辅食的基础上持续母乳喂养到 2 岁甚至更长时间。一般估计每日母乳的平均分泌量为 700~800 g。乳母的营养状况是泌乳的基础，如果哺乳期营养不足，将会减少乳汁分泌量，降低乳汁质量，并影响母体健康。此外产后情绪、心理、睡眠等也会影响乳汁分泌。

一、乳母的营养需要

和妊娠期一样，母乳需要完全而平衡的膳食，尤其是有家务劳动和参加社会工作时，更应该充分满足母子的需要。

（一）能量

乳母对能量的需要量较大，一方面要满足母体自身对能量的需要，另一方面要供给乳汁所含的能量和乳汁分泌过程中消耗的能量。《中国居民膳食营养素参考摄入量》中建议母乳能量的推荐摄入量在非孕期妇女的基础上增加 500 kcal/d。

（二）蛋白质

蛋白质摄入量的多少对乳汁分泌的数量和质量的影响最为明显。乳母膳食中的蛋白质量少、质差时，乳汁分泌量将大为减少，并会动用乳母组织蛋白以维持乳汁中蛋白质的恒定。经计算，每日泌乳量 750 mL（均值）需要消耗蛋白质 13 g。《中国居民膳食营养参考摄入量》中建议乳母每日应增加蛋白质 20 g，达到每日 85 g，并要保证优质蛋白的摄入。

（三）脂肪

脂类与婴儿的脑发育有密切的关系，尤其是其中的不饱和脂肪酸，例如 DHA（DHA 主要存在于深海鱼和鱼油中）对中枢神经的发育特别重要。但目前乳母脂肪推荐与成人一样，即膳食脂肪供给量为总能量的 20% ~ 30%。

（四）矿物质

1. 钙

人乳中的钙含量较为稳定，每天从乳汁中排出的钙约为 300 mg，如乳母的钙供给不足就会动用自身骨骼中的钙来满足乳汁中的钙含量，导致乳母出现腰腿酸疼、抽搐，甚至发生骨质软化症。为保证乳汁中正常的钙含量，并维持母体中的钙平衡，应增加乳母的钙摄入量。乳母的钙的适宜摄入量为 1 200 mg/d。奶类食物含钙高且易于吸收利用，是钙的最好食物来源。若乳母每天比孕前多喝 400 mL 牛奶，即每天饮奶量达到 700 mL，则可获得约 756 mg 的钙，加上所选用的深绿色蔬菜、豆制品、虾皮、小鱼等含钙丰富的食物，就可达到推荐摄入量。为了增加钙的吸收和利用，乳母还应补充维生素 D 或多做户外运动。

2. 铁

尽管铁不能通过乳腺进入乳汁，一般情况下，乳母也没有因月经失铁，但哺乳期仍需要含铁较高的膳食来补充铁元素，目的是恢复孕期对铁的丢失（胎儿铁储备和产时出血）。建议膳食中铁的适宜摄入量为 25 mg/d。

3. 碘和锌

乳汁中碘和锌的含量受乳母膳食的影响，而且这两种微量元素与婴儿神经系统的生长发育及免疫功能关系较为密切。中国营养学会推荐乳母的碘和锌摄入量分别为：200 μg/d 和 21.5 mg/d，均高于非孕期妇女。

（五）维生素

1. 维生素 A

除母体的需要外，乳汁中的维生素 A 含量约为 61 μg/100 mL，比较稳定。我国营养学会推荐，乳母每天的维生素 A 摄入量为：在母体需要 700 μg 视黄醇当量的基础上，再增加 500 μg 视黄醇当量。

2. 硫胺素（B₁）与核黄素（B₂）

乳母需要摄入各种水溶性维生素，乳母的硫胺素摄入量充足时有助于乳汁的分泌。我国营养学会推荐，乳母的硫胺素与核黄素摄入量为：在非孕期的基础上，二者均额外增加 0.5 mg/d，即乳母的硫胺素（B₁）RNI 为 1.8 mg、核黄素（B₂）RNI 为 1.7 mg。

（六）水分

乳母摄入的水量与乳汁分泌量有着密切的关系，因为每天从乳汁中排出的水分为 750 mL 以上，如果水分摄入不足将直接影响乳汁的分泌量。因此，在乳母的膳食和饮食中，需要适当增加水分，乳母多进食带汤的膳食是有利的，尤其是肉汁和各种鱼汤、骨头汤等。

（七）合理安排产褥期膳食

有些产妇在分娩后的头一两天感到疲乏无力或肠胃功能较差，食欲不佳，此时可选择较清淡、稀软、易消化的食物，如面片、挂面、混沌、粥、蒸或煮的鸡蛋及煮烂的肉菜，之后再过渡到正常的乳母膳食。剖宫手术的产妇，手术后约 24 小时胃肠功能才能恢复，因此应于术后 24 小时进食流食，但忌用牛奶、豆浆及含有大量蔗糖的容易引起胀气的食品。情况好转后再给予半流质饮食 1～2 天，之后再转为普通乳母膳食。

产褥期可比平时多吃些鸡蛋、禽肉类、鱼类、动物肝脏、动物血等以保证供给充足的优质蛋白质，并促进乳汁分泌，但不应过量；同时还必须重视蔬菜、水果的摄入。

二、乳母的食谱编制

案例　某乳母，27 岁，身高 160 cm，体重 75 kg，产后第 2 个月，母乳喂养，每天泌乳量为 750 mL，请指导其膳食营养需要并设计一日食谱。

（一）工作准备

① 记录笔、记录本、《中国居民膳食营养素参考摄入量（2013）》表。
②《乳母基本情况调查表》（见表 3-8）。

表 3-8　乳母基本情况调查表

项　目	基本情况
姓名	×××
年龄	27 岁
身高	160 cm
体重	75 kg
劳动强度	轻
是否母乳喂养	是√　　否
婴儿年龄	2 个月
每日泌乳量	750 mL

（二）食谱编制

1. 基本情况调查

了解乳母每天的乳汁分泌量及哺乳情况，填写《乳母基本情况调查表》（见表3-8）。

2. 确定乳母膳食营养目标

查《中国居民膳食营养素参考摄入量》，得到乳母的营养素RNI或AI数值（见表3-9）。

表 3-9　乳母的能量和各种营养素 RNI 和 AI 数值

项目	数值	项目	数值
劳动强度	轻	锌/mg	21.5
能量/kcal	2 100+500	V_A/μgRE	1 200
蛋白质/g	65+25	V_D/μg	10
脂肪/%	25～30	V_{B1}/mg	1.8
钙/mg	1200	V_{B2}/mg	1.7
碘/μg	200	V_C/mg	130
铁/mg	25		

① 脂肪摄入量的确定：

$$脂肪（g）=总能量\times\frac{脂肪占总能量的百分比}{脂肪的产能系数}=2600\times\frac{25\%}{9}=72\ (g)$$

② 碳水化合物摄入量的确定：

$$碳水化合物(g)=\frac{总能量-蛋白质提供的能量-脂肪提供的能量}{产能系数}$$

$$=(2\,600-85\times4-2\,600\times25\%)\div4=402\ (g)$$

3. 确定一日餐次及比例

乳母一般一日不应少于五餐，可为三餐三点制，早餐、早点占总能量的25%～30%，午餐、午点占总能量的40%，晚餐、晚点占总能量的30%～35%。

4. 挑选食物和设计食谱

根据乳母的口味、经济情况和食物多样等原则来确定主食和副食，膳食中应适当增加汤料等。

对案例中的乳母设计的一日食谱见表3-10。

表 3-10　案例中的乳母的一日食谱

餐次	食物名称	食品原料	数量(g)
早餐	肉丝面条	瘦猪肉	25
		面条	75
		黄瓜	100
		植物油	3
早点	牛奶	牛奶	200 mL
	蒸嫩蛋	鸡蛋	50
	面包	面包	75
午餐	绿豆米饭	绿豆	10
		粳米	100
	番茄炖豆腐	番茄	100
		内酯豆腐	50
	猪肝炒菠菜	木耳	5
		猪肝	50
		菠菜	150
		植物油	15
午点	香蕉	香蕉	100
晚餐	小米粥	小米	50
	馒头	特一粉	100
	红烧鸡翅	鸡翅	100
	炒山药	山药	100
	蚝油生菜	生菜	150
		植物油	12
晚点	酸奶	酸奶	150

5. 食谱营养成分计算

对表 3-10 所示食谱的营养成分进行计算，结果见表 3-11~表 3-13。

表 3-11　膳食营养素提供量评价表

项目	能量 /kcal	蛋白质 /g	脂肪 /%	V_A /μgRE	V_{B1} /mg	V_{B2} /mg	V_C /mg	钙 /mg	铁 /mg	锌 /mg
摄入量	2573	98.7	23.4	3921	1.6	2.4	111	724	43.4	16.6
目标量	2600	85	20~30	1200	1.8	1.7	130	1200	25	21.5
比例（%）	99	116	85~128	327	89	141	85	60	174	77

表 3-12　餐次能量比例

餐别	能量/kcal	供能比%	蛋白质/g	脂肪/g	碳水化合物/g
早餐、早点	768.8	29.9	33.2	21	112
午餐、午点	896.1	34.8	32.8	19.9	147.2
晚餐、晚点	907.6	35.3	32.7	26.1	135.3
合计	2572.5	100	98.7	67	394.5

表 3-13　宏观营养素供能比例

项目	蛋白质/%	脂肪/%	碳水化合物/%
目标量	10～15	20～30	55～65
摄入量	15.1	23.4	61.3

6. 营养素差距检查

根据设定的目标，检查编制的食谱提供的能量、宏量营养素是否满足要求，是否科学、合理。将该食谱提供的能量和各种营养素的含量与《中国居民膳食营养素参考摄入量》标准进行比较（见表 3-14），达到 RNI 并低于 UL 可认为符合要求，否则需要增减或更换食品的种类或数量。

表 3-14　膳食营养素提供量表

项目	能量/kcal	蛋白质/g	脂肪/%	V_A/μgRE	V_{B1}/mg	V_{B2}/mg	V_C/mg	钙/mg	铁/mg	锌/mg
摄入量	2 573	98.7	23.4	3 921	1.6	2.4	111	724	43.4	16.6
目标量	2 600	85	20～30	1 200	1.8	1.7	130	1 200	25	21.5
比例%	99	116	85～128	327	89	141	85	60	174	77
差距	√	√	√	+227%	−11%	+41%	−15%	−40%	+74%	−23%

7. 食谱的调整

根据计算，该食谱的能量及蛋白质、脂肪、碳水化合物的含量与膳食目标相近，餐次比例合理，可以认为基本符合要求。一般情况下，一日维生素和矿物质的实际摄入量低于目标量的 10% 之内可以接受，次日的膳食中可适当提高摄入量以调整平衡。如果维生素 A 过高，可能与食谱中有猪肝有关，可以通过减少摄入量进行控制（在实际工作中可以不用更换，而是减少第二天的维生素 A 提供量）；如果维生素 B 族、维生素 C、钙、锌偏低，则应进行适量调整至目标量，例如将午点的香蕉换为橙子，以增加维生素 C 的含量；在膳食中增加乳类、虾皮以提高钙的摄入量，同时应补充一些富含锌的食物，如生蚝、瘦肉等。

8. 食谱确定

食物更换后，继续计算食谱中的能量与各种营养素的含量，并与目标量对比，最后确定食谱。

【小　结】

通过充分的科学分析和实践论证，得出结论如下：

① 乳母相比非孕期妇女，每天需增加优质蛋白质 25 g、钙 400 mg、碘 50 μg、维生素 A 500 μgRAE。

② 哺乳有利于乳母的身体健康。

③ 营养充足均衡有利于保证乳汁的质和量及持续母乳喂养。

④ 心情舒畅、充足的睡眠、多喝汤水有利于乳汁分泌。

⑤ 坚持哺乳和适当运动有利于乳母的体重恢复。

⑥ 吸烟和饮酒可对子代产生不良影响，因此乳母应戒烟、酒。

任务四　老年人的食谱编制

【学习目标】

通过学习使学生掌握老年人的生理特点及营养需求，以及当前老年人的营养现状和问题，并能依据老年人的生理特点进行食谱编制。

【学习内容】

2010 年的人口普查显示我国已经进入老龄化阶段，老年人的健康问题成为社会关注的焦点。在分析老年人的生理特点及营养现状调查结果的基础上，从科学膳食的角度为老年人进行个性化的食谱设计，能改善老年人群的营养状况，减少老年人发生与营养相关疾病的概率。

一、老年人的生理特点及营养需求

当人体进入老年前期（即 45 岁起），日常运动量逐渐减少，基础代谢变缓，对能量的需求量减少，但对多数营养素的需要量却并没有降低，加上老年人的消化系统衰退，对营养食物的咀嚼和消化变得困难，因此，老年人对食物的要求是：食物数量由多变少，质量则由低变高。

二、老年人的营养现状与问题

（一）营养不良和营养摄入过剩现象并存

有研究表明，我国老年人的营养不良率约为 12.4%，营养缺乏病——贫血的患病率高达 19.6%，与此同时，老年人群超重和肥胖的比例（32.4%）远高于一般人群。此外，老年人营养不良和营养过剩呈现明显的区域特性，营养摄入不足和膳食质量低下的问题主要发生在贫穷农村，尤其是山区；超重及肥胖问题主要发生在城市。

（二）饮食结构不合理

多项营养调查研究发现，部分城市老年人每日的能量供给量远高于推荐供给量，且能量来源于脂肪、蛋白质的比例较高，能量来源于碳水化合物的比例较低，尤其是膳食中动物性脂肪占总脂肪的比例较高；城市部分老年人的谷类摄入量明显低于推荐供给量，而食盐的摄入量远高于推荐供给量，且钙与 V_C 的供给量较低。

（三）与膳食相关的慢性病高发

调查发现，近年来老年人患与膳食相关的慢性疾病的概率逐年上升。慢性疾病发生率的增加与营养失衡及抗氧化营养素摄入不足密切相关。研究表明，老年性痴呆与碳水化合物、钙、锌、酪氨酸、谷氨酸、磷脂、维生素 E（毫克）摄入不足有关；骨质疏松症主要与体内晚期糖基化终产物聚积、性激素水平降低，钙、钾、维生素 D 等摄入不足有关，也与磷脂摄取不当，钠、蛋白质摄入量过高等有关。

三、老年人营养食谱的设计

案例　为一位年龄 65 岁、身高 170 cm、体重 70 kg、退休在家的健康男性设计营养食谱。

（一）设计步骤

①　确定全日能量需要量。根据《中国居民膳食营养素参考摄入量》得知，该老年人每日摄入的能量应为 1 860 kcal。

②　确定宏量营养素需要量。按照供能比，蛋白质占 15%、脂肪占 20%、碳水化合物占 65% 换算。

③　计算三餐宏量营养素需要量。按照餐次比 3:4:3 的比例，分别计算出早、午、晚餐的能量、蛋白质、脂肪、碳水化合物的需求量。

④　确定主食的品种、数量。根据饮食习惯确定。

⑤　确定副食的品种、数量。根据三餐蛋白质数量确定。

⑥　确定蔬菜、水果的品种、数量。根据该老人的微量营养素一日需要量来确定。

⑦　确定油和盐的用量。根据已确定的食物的脂肪含量来计算烹调用油量。

（二）食谱设计

根据上述步骤，为该老年人设计的一周食谱如表 3-15 所示。

表 3-15　为案例中的老年人设计的一周食谱

时间	早餐（g）	午餐（g）	晚餐（g）
周一	八宝粥 150、小葱炒蛋 50、生菜 100、橙子 250	水饺（鸭肉 20、香菇 20、标准粉 50）、大白菜 200、宫保鸡丁（鸡丁 30、胡萝卜 50、黄瓜 50）	银耳汤 150、鸭血豆腐（鸭血 30、豆腐 50、豆芽 50）、馒头 100
周二	牛奶 200、菠菜 150、馒头 100、香蕉 250	米饭 200、黄瓜 100、平菇炖鸡（平菇 100、鸡肉 50）	鸡蛋汤面（鸡蛋 25、面条 100）、笋瓜肉丝（笋瓜 100、肉丝 20）
周三	小米粥 100、鸡蛋 50、醋溜藕片 100、黑布林 250	米饭 200、洋葱腰花（洋葱 80、猪腰肉 20）、手撕包菜 130、紫菜汤 100	香菇鸡丝粥（香菇 20、鸡丝 10、米 50）、马兰头 150
周四	豆浆 100、汤包 50、菠菜 150、哈密瓜 250	米饭 200、木耳鸡蛋（木耳 100、鸡蛋 50）、扁豆烧肉（扁豆 180、猪肉 20）	三鲜刀削面 90、油菜 100
周五	豆沙包 100、蒸蛋羹 50、烧莴笋 100、火龙果 250	馒头 100、土豆牛肉（土豆 150、牛肉 20）、清蒸鱼 80、麻婆豆腐 100	烧卖 60、玉米粥 100、鱼香茄子 80
周六	牛奶 200、面包 100、四季豆 150、菠萝 250	米饭 150、芹菜虾仁（芹菜 110、虾仁 25）、冬瓜排骨汤（冬瓜 90、排骨 35）	粥 100、胡萝卜丝 150、番茄炒蛋（番茄 150、鸡蛋 50）
周日	牛奶 250、鸡蛋 25、莴苣 205、挂面 100	米饭 200、山药 200、西兰花 200、鲫鱼豆腐汤（鲫鱼 200、豆腐 200）、苹果 250	南瓜粥 250、烙饼 100、蒜苗肉丝（蒜苗 300、肉丝 20）

（三）食谱的营养分析

以该老年人周日三餐食谱为例进行营养分析，结果如表 3-16 所示。

表 3-16　该老人周日三餐食谱的营养成分分析

餐次	名称	原料生重/g	能量/kcal	碳水化合物/g	膳食纤维/g	脂肪/g	蛋白质/g	钙/mg	铁/mg	视黄醇/μgRE
早餐	牛奶	250	135.0	8.5	—	8.0	7.5	260	0.8	60.0
	白皮鸡蛋	25.0	30.0	0.3	—	2.0	2.8	10.4	0.4	67.4
	挂面（标准粉）	100	334.0	74.4	1.6	0.7	10.1	14.0	3.5	—
	莴苣	200	17.4	2.8	0.7	0.1	1.2	28.6	1.0	31.0
	橄榄油	5.0	45.0	—	—	5.0	—	—	—	—
早餐合计			561.4	86.0	2.3	15.8	21.6	313	5.7	158.4
午餐	米饭	200	234	52	0.4	0.6	3.2	14	4.4	—
	山药	200	93	19.3	8.3	0.3	3.8	26.6	0.5	11.6
	西兰花	200	54.8	4.5	2.7	1.0	6.8	111.0	1.7	1995
	鲫鱼	200	108	3.8	—	2.7	17.1	79	1.3	17.0
	豆腐	200	162	7.6	0.8	7.4	16.2	330	3.8	—
	苹果	250	99	23.4	2.3	0.4	0.4	7.5	1.1	5.8
午餐合计			750.8	110.6	14.5	12.4	47.5	568.1	12.8	2 029.4
晚餐	烙饼	100	225.0	51.0	1.9	2.3	4.5	20.0	2.4	—
	南瓜	200	37.4	7.7	1.4	1.7	1.2	27.2	0.7	252.0
	粳米	50	167.0	38.0	0.2	0.2	3.5	12.0	0.4	—
	蒜苗	300	90.0	15.3	4.5	1.0	5.1	87.0	3.4	116.0
	猪肉（瘦）	20.0	28.6	0.3	—	1.2	4.0	1.2	0.3	8.8
晚餐合计			548.0	112.3	8.0	6.4	18.3	147.4	7.2	376.8
一天总计			1 860.2	308.9	24.8	34.5	87.4	1028.5	25.7	2 564.6

1. 能量来源分析

该老年人所需的能量推荐摄入量为 1 860 kcal，应保持在 1 860 kcal±10% 之间。表 3-16 所示食谱的一日能量摄入量为 1 860.2 kcal，符合设计要求，其中早、午、晚三餐的供能比分别为 30.1%、40.4% 和 29.5%，符合 3∶4∶3 的比例。而碳水化合物、蛋白质、脂肪供能比分别为 66.4%、18.8%、16.7%，不符合 65%、15%、20% 的比例，应增加脂肪的摄入量，减少蛋白质的摄入量。

2. 碳水化合物分析

老年人摄入的碳水化合物提供的能量占总能量的 55% ~ 65% 为宜，一天中的需要量为 234 ~ 344 g，表 3-16 所示食谱中的碳水化合物为 303 g，符合要求。考虑到老年人血糖调节能力下降，食谱中应减少单糖类食物，增加多糖类食物。该食谱中的碳水化合物以米饭、馒头为主，饮食中粗、细粮各占一半，其中大米、面粉、荞麦、玉米、小米、燕麦等所含碳水化合物相差不多，符合要求。该食谱中的膳食纤维为 24.8 g，基本符合适宜摄入量为 30 g/d 的标准。

3. 蛋白质来源分析

表 3-16 所示食谱中的优质蛋白质占总蛋白质的 54.5%，高于优质蛋白质占摄入蛋白质总量的 30% 的要求；并且优质蛋白质中大豆蛋白和动物蛋白的比例是 1:2.3，小于大豆蛋白与动物蛋白各占 50% 的要求，因此膳食中应增加大豆蛋白的含量。由于对老年人强调在早餐中提供优质蛋白质，因此每天的早餐应提供鸡蛋、牛奶、豆浆等。

4. 脂类来源分析

中国营养学会推荐老年人一日可摄入的油脂（包括食物所含的油脂和烹调用的油脂）总计为 41～62 g。表 3-16 所示食谱中的油脂总计为 34.5 g，应少量增加油脂的摄入量。该食谱中的动物性油脂占脂类的 40%，基本符合饱和脂肪酸、单不饱和脂肪酸、多不饱和脂肪酸的质量比为 1:1:1 的要求。

5. 维生素及矿物质分析

对老年人来说，V_A、V_{B1}、V_D、V_C、V_E 及钙、铁元素的需求量很大。我国老年人的 V_A RNI 为 800 μgRE/d。表 3-16 所示食谱中的视黄醇当量高达 2 564 μgRE/d，低于最大耐受剂量（UL），处于安全食用范围。V_A 为脂溶性维生素，在体内存留的时间较长，因此摄入量应以一周的平均量来判定。食谱编制不必严格要求摄入量与目标量一致，保持一段时间内平衡即可。针对老年人易患骨质疏松、缺铁性贫血等营养素缺乏性疾病，对该食谱进行铁、钙元素分析，均达到了钙 1 000 mg、铁 15 mg 的国家推荐标准。

【小　结】

老年人的食谱编制也可以采用食物交换份法。具体步骤如下：
① 确定食物交换份法制订食谱的步骤。
② 将食物份数分配到五大类食物中。
③ 将食物份数分配到三餐中。
④ 依据食物交换份表编制一日食谱。
⑤ 对食谱的营养素进行分析。
⑥ 调整食谱。

复习思考题

一、技能题

1. 为一位 2 岁男童设计一日食谱（采用三餐二点制）。

已知：能量摄入量标准为 1 200 kcal/d、蛋白质 40 g/d、脂肪 30%；三餐供能比为早 30%、午 40%、晚 30%；主食能量占全餐能量的 65%。大米中碳水化合物的含量为 78.0 g/100 g。各种食物的蛋白质含量：大米 7.4 g/100 g，鸡蛋 13.3 g/100 g，瘦猪肉 20.3 g/100 g，小黄花鱼 16.4 g/100 g，豆腐 16.2 g/100 g。

2. 为一位中等体力劳动、孕中期的孕妇编制一日食谱。

3. 某女性老年人，78 岁，轻度体力活动，请为其编制一日食谱。

二、问答题

食谱综合评价的内容和原则是什么？

模块四 营养失衡和相关代谢疾病人群的膳食管理

任务一 能量失衡人群的膳食调理

【学习目标】

通过学习使学生了解能量失衡人群（肥胖和消瘦人群）的病理，熟悉营养失衡人群的膳食原则和食物选择，并能编制出适合该类人群的膳食食谱。

【学习内容】

正常情况下，人体摄入的能量和消耗的能量应形成一种动态平衡。一旦这种平衡被打破，摄入的能量超过或低于消耗的能量，就会引起人的体重过重或过轻，表现为肥胖或消瘦，这两种情况都不利于人体的健康。

营养失衡是指人体摄入的能量和营养素过多或过少。营养失衡引起的常见疾患有肥胖、骨质疏松、贫血、高血压、高脂血症、糖尿病、痛风等。这些疾患与膳食营养密切相关，膳食调理是治疗和控制这类疾病的关键措施。

膳食治疗或调理的宗旨是：针对特定人群，满足特殊营养需要，设计特殊的膳食配方，如强化或去除某些营养素等，并根据情况不断调整，以适应疾病恢复和营养改善的需要。

一、肥胖和超重个体的膳食调理

肥胖症是由于遗传、环境等特定的生物化学因素引起的一系列饮食失调和能量代谢紊乱，使体内的能量摄入量大于消耗量，导致体内能量代谢失衡、脂肪积聚过多、体重增加的一种常见的营养与代谢性疾病。肥胖症不是一种独立的疾病，往往伴随着高血压、心血管病、糖尿病等，也是某些癌症和其他一些慢性病的重要危险因素之一。肥胖的发病因素较多，但其中能量摄入过高是主要因素，因此，为超重和肥胖患者提供适宜的食谱能有效地控制其体重。

（一）膳食调理目标

在确保机体蛋白质及其他各种营养素需要的前提下，维持能量摄入与消耗之间的负平衡状态，促使体重逐渐下降，达到减轻体重、接近标准体重的目的。

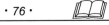

（二）膳食疗法的类型

1. 节食疗法

每天摄入的能量在 5 021 ~ 7 531 kJ（1 200 ~ 1 800 kcal）之间，其中脂肪占总能量的 20%，蛋白质占总能量的 20% ~ 25%，碳水化合物占总能量的 55%。

2. 低能量疗法

每天摄入的能量在 2 510 ~ 4 184 kJ（600 ~ 1 000 kcal）之间，其中脂肪占总能量的 20% 以下，蛋白质占总能量的 20%，碳水化合物占总能量的 60%。

以上两种疗法主要适合于轻、中度肥胖者。肥胖者可根据自己的情况选择其中一种治疗方法，最好在医生的指导下进行。

3. 极低能量疗法

此法主要适用于重度和恶性肥胖症患者，需要在医生的密切观察下进行治疗，每天摄入的能量在 837 ~ 2 510 kJ（200 ~ 600 kcal）之间。

（三）膳食编制原则

1. 控制能量的摄入并平衡膳食

能量摄入量要限制，但应避免骤然降低。成年的轻度肥胖者，每天减少 530 ~ 1 050 kJ 能量的摄入，每月可以减轻体重 0.5 ~ 1.0 kg。对中度以上的肥胖者，宜每周减轻体重 0.5 ~ 1.0 kg，每天减少能量 2 310 ~ 4 620 kJ，并从严控制。每人每天供给能量 4 200 kJ 是可以较长时间坚持的最低安全水平。低能量膳食是在限制食物摄入总量的同时，尽可能是平衡膳食。

2. 能量来源应比例适当

能量来源应比例适当，是指蛋白质要充足或适当提高比例，如每天每公斤体重提供 1.0 ~ 1.2 g 蛋白质。脂肪要限制，供给能量比应控制在 20% 以下，膳食胆固醇应控制在 200 mg/d 以下。碳水化合物的供热比应减少至 50% 左右。增加膳食纤维摄入量，如 25 ~ 30 g/d，相当于 500 ~ 700 g 绿叶蔬菜和粗杂粮中的膳食纤维。

3. 保证维生素和无机盐的供给

因为受摄入能量的限制，在膳食减肥的过程中，可能会出现维生素和无机盐等微量营养素摄入不足的问题。容易缺乏的微量营养素有维生素 B_1、维生素 B_2、烟酸及钙、铁等。为了防止维生素和无机盐缺乏，在进行膳食治疗时，必须合理地选择和搭配食物。新鲜水果、蔬菜、豆类、牛奶等是维生素和无机盐的主要来源。也可在医生的指导下，适当补充多种维生素和无机盐制剂。

4. 饮食应低脂、低盐、低糖

重度肥胖者应控制脂肪摄入能量占总能量的 20% 以下。盐摄入过多会刺激食欲，故肥胖者每日食盐摄入量应控制在 3 ~ 6 g；同时应注意禁用或少用榨菜、咸菜、腊肉、泡菜、火腿等食物，不食用可乐、果蔬饮料和冰糕等甜食。

5. 餐次安排与烹调方法合理

可每日 3 ~ 6 餐。在减少能量摄入的初期，宜采用少食多餐的方法，以减少饥饿感和减少发生低血糖的危险。饭前多饮水，必要时先吃一些蔬菜，然后再开始进食正餐，以减少能量摄入的机会。主张采用蒸、煮、炖、氽、熬、拌等烹调方法，避免采用油炸、煎、烤等烹调方法。

6. 改变不良膳食习惯

纠正不良的膳食习惯是减肥成功的关键之一。肥胖者常见的不良膳食习惯有不吃早餐、而午餐和晚餐特别是晚餐进食过量；爱吃零食、甜食；进餐速度过快等。肥胖者应针对这些不良习惯提出相应的纠正方法，这样会使减肥达到事半功倍的效果。

（四）食物的选择

1. 可用食物

宜选用低能量、低饱和脂肪、低胆固醇、高膳食纤维的食物，如糙米、粗粉、谷物（小米、玉米、大麦等）、豆腐、豆浆、各种蔬菜、低脂奶、脱脂奶、鸡蛋白、鱼、虾、海参、海蜇、兔子肉、去脂禽肉。烹调油宜选用植物油。

2. 限用食物

禁用或少用高糖、高胆固醇、高嘌呤、高动物脂肪的食物，如蛋黄、肥肉、全脂奶、炸面筋、花生、核桃及油炸食品、糕点等。忌用动物脂肪如猪油、牛油、肥肉等。限制甜饮料、零食和糖果，戒酒（每 1 mL 纯酒精可提供能量 29.2 kJ）。

（五）适宜运动

适宜活动可以消耗能量，增强体质，一个 60 kg 体重的成年人活动 1 小时消耗的能量如表 4-1 所示。

表 4-1　成年人每小时不同活动的能量消耗值

活动项目	能量消耗 kcal /(kg·min)	1 小时消耗能量 kcal/60 kg
低强度活动		
步行（缓慢）	0.048	173
步行（慢速）	0.052	187
步行（中速）	0.076	274
游泳（10m/min）	0.05	180
上下楼	0.057	205
做体操	0.06	216
划船	0.06	216
跳舞（慢速）	0.061	220
打乒乓球	0.068	245
打羽毛球	0.083	299
打排球	0.064	230
打台球	0.042	151
打棒球	0.076	274
打高尔夫球	0.058	209

续表

活动项目	能量消耗 kcal /(kg·min)	1 小时消耗能量 kcal/60 kg
中等强度活动		
打少林拳	0.121	436
打太极拳	0.104	374
挥太极剑	0.086	310
跳舞（快速）	0.083	299
低碰撞舞蹈	0.088	317
高碰撞舞蹈	0.115	414
步行（快速）	0.097	349
跑走结合	0.098	352
跑步（慢跑）	0.115	414
滑旱冰	0.115	414
滑冰	0.1	360
打网球	0.109	392
骑车（慢骑）	0.08	288

（六）超重者食谱制订方案

案例 某成年女性，38 岁，教师，轻度体力劳动，身高 158 cm，体重 67 kg，近期身体健康、体重平稳。用公式［体重指数(BMI) = 体重(kg)/ 身高的平方(m)^2］计算其 BMI 为 26.8（超重）。为其编制的一日食谱见表 4-2。

表 4-2　为案例女性编制的低能量一日食谱

餐次	食物及质量
早餐	馒头一个（面粉 50 g），煮鸡蛋（鸡蛋 60 g），拌青椒（青椒 100 g、香油 1 mL）
加餐	牛奶（脱脂牛奶 200 mL），西红柿 100 g
午餐	二米饭（大米 50 个，小米 50 g），煮牛肉（牛肉 50 g），蒜蓉油菜（油菜 150 g，植物油 3 mL），拌黄瓜（黄瓜 100 g）
加餐	西红柿（西红柿 100 g），纤麸饼干 20 g
晚餐	金银卷（标准粉 25 g、玉米面 25 g），大白菜炖豆腐（大白菜 100 g、豆腐 100 g），拌菠菜（菠菜 150 g、植物油 3 mL）

对上述食谱进行营养成分计算，计算结果见表 4-3。

表 4-3　表 4-2 所示低能量食谱的一日营养素含量

营养素	摄入量	能量来源
能量	5 592 kJ(1 336 kcal)	
蛋白质	66.5 g	20%
脂肪	30 g	20%
碳水化合物	200 g	60%

本例患者是教师，属于轻度体力劳动，体型超重，表 4-2 所示是较低能量膳食，为 80 kJ/(kg·d)左右，能量来源分配适宜。实际工作中可根据具体情况将能量设计在 80 ~ 100 kJ/(kg·d)，或者分层次，如第二周略高 90 kJ/(kg·d)，第三周维持 100 kJ/(kg·d)左右，并适当增加运动量。

二、消瘦型人群的膳食调理

能量摄入不足是指能量的绝对摄入不足或因消耗过多导致的能量相对摄入不足。长期能量摄入不足可导致机体消瘦，孕妇、幼儿、老人、神经性厌食症患者、急危重症患者也容易存在能量摄入不足，不仅导致体重减轻，还常伴有血浆蛋白质降低，临床诊断为蛋白质-热能营养不良（protein energy malnutrition，PEM），主要临床表现为：成人消瘦或水肿，表情冷漠、易激惹、虚弱，心率、血压、体温都下降，体重显著丢失；儿童则瘦小，生长迟缓，头发稀少、干燥、无光泽、易脱落，皮肤干燥。

高能量膳食是补充能量或改善机体因能量过度消耗导致蛋白质-热能营养不良的膳食。患者除体重不同程度的丢失外，还常伴有蛋白质及维生素、微量元素等多种营养素的缺乏，因此，在补充能量的同时应注意补充蛋白质及其他营养素。

（一）膳食调理目标

1. 管理目标

健康增重，改善各种原因引起的消瘦和营养不良。3 ~ 5 天后体重开始出现增长的趋势或不再继续下降，体能出现改善，则视为高能量膳食应用取得成功的标志。一般平均每周增长 0.5 ~ 1 kg、每月增长 2 ~ 4 kg 比较理想，使机体逐渐增重并达标。

2. 营养要求

选择标准体重每公斤 125 ~ 168 kJ（30 ~ 40 kcal）计算全天能量的需要量，三大产热营养素占总热能的比例为碳水化合物 50% ~ 60%、脂肪 20% ~ 30%、蛋白质 15% ~ 20%。在补充高热能的同时，有效地补充优质蛋白、增加微量营养素。

（二）膳食制订原则

1. 能量

大多数消瘦型患者存在蛋白质热能营养不良，因此首先需要保证患者有足够的热能摄入，根据消瘦程度和食欲情况，总能量应保证在 30 ~ 40 kcal/kg，每天总能量不少于 1 500 kcal。

2. 碳水化合物

碳水化合物易消化吸收，每日摄入的碳水化合物应为 300 g 左右，占全日供能的 50% ~ 60% 为宜，应注意干稀搭配。

3. 蛋白质

骨细胞的增生和肌肉、脏器的发育都离不开蛋白质。食物中缺乏蛋白质，人体生长、细胞分化、损伤修复、免疫反应、激素调节等过程都会受到影响。消瘦型患者的蛋白质需要量为 1 ~ 2 g/(kg·d)，应选择易消化的富含优质蛋白质的食物，如奶类、瘦肉、鸡蛋、豆制品、鱼虾等。

4. 脂肪

脂肪的摄入应以 1 ~ 1.2 g/(kg·d)，占全天供能的 25% 左右为宜，应选择易消化的脂肪，如蛋黄、植物油等，可以适当补充一些动物油，如含 Omega-3 脂肪酸丰富的鱼油类。

5. 膳食纤维

每天摄入 10 g 左右的膳食纤维，可以增加新鲜水果、蔬菜的摄入，适量摄入水果有助于调节食欲和帮助消化。

6. 维生素和矿物质

建议多摄入新鲜蔬菜及瓜果，适当摄入瘦肉类、动物内脏以供给足够的矿物质和维生素。

7. 少食多餐，足量饮水

建议消瘦型患者每日 4 ~ 5 餐，每餐能量由少到多逐渐增加。每天足量饮水。

（三）食物的选择和烹制

1. 宜用食物

富含蛋白质、易消化的高能量食物，如牛奶、鸡蛋、瘦肉、鸡肉、豆腐、豆浆、鱼、虾、新鲜蔬菜和水果等。

2. 烹调方法

饮食要软、烂、细，以利于消化吸收。营养不良者的消化系统相对较弱，进食的食物应以软、烂为主，以便于消化和吸收。可采用蒸、煮、炖等烹调方法。注意食物的色香味以增加食欲。

（四）消瘦者食谱制订方案

案例　李某，女，24 岁，身高 162 cm，体重 39 kg，BMI 14.86（消瘦），标准体重应为 53.0 kg，临床特点为疾患恢复期、蛋白质-热能营养不良。采取以逐渐提高膳食能量和蛋白质摄入量的膳食调理方案。过渡期以每日能量为 1 590 kcal 左右（30 kcal/kg×标准体重 53 kg）组织膳食，三大营养素适宜比例；之后逐渐提高到正常成人的每日能量摄入水平 2 200 kcal 左右。为其编制的一日食谱如表 4-4 所示。

表 4-4 为案例中的消瘦者编制的一日食谱

餐次	食物和用量
早餐	馒头 50 g，全脂牛奶 200 mL，鸡蛋 50 g（一个）
点心	苹果一个，饼干 25 g
午餐	米饭 150 g，炖猪排 120 g，清炒应季蔬菜 250 g
点心	奶酪 25 g，面包一片 25 g
晚餐	面条 100 g，应季蔬菜 150 g，肉丝 50 g，豆制品 50 g
点心	奶酪 25 g，水果丁 50 g
植物油	30 mL

对上述食谱进行营养成分计算后得出主要营养素含量，见表 4-5。

表 4-5 表 4-4 所示食谱的一日营养素含量

营养素	含量	占能量百分比
能量	2 200 kcal	
蛋白质	100 g	18%
脂肪	70 g	25%
碳水化合物	259 g	57%

该食谱总计能量为 2 200 kcal，蛋白质 100 g，适合膳食调理 1 周后使用（按照能量逐渐增加的方案）。能量摄入量的调整与食量多少密切相关，因此鼓励消瘦者多餐、多食用食物。一般来说，在消耗量不变的情况下，每天额外增加热量摄取 500 kcal，1 周后的体重增加数可在 500 g 左右。

【小 结】

目前尚无真正有效的药物可以达到健康减肥的效果，同时长期服药也难免有副作用产生，而空回肠短路手术则不仅受适应证所限，而且并发症也较为严重。因此，控制饮食和增加能量消耗是肥胖症的最佳疗法。在实施肥胖症膳食调理期间，必须改变原有的不良生活、饮食习惯并持之以恒，长期控制能量的摄入和增加能量的消耗，才能达到彻底纠正其能量代谢异常的目的。

肥胖和超重个体的低能量膳食类型以前主要有"高蛋白、高脂肪、低碳水化合物""高蛋白质、低脂肪、低碳水化合物""低蛋白质、低脂肪、高碳水化合物"三种，这种低能量膳食类型是以三大产热营养素比例不均衡为代价，容易导致钙的排泄增加，使患者发生高尿酸、低血压、高脂血症，或出现恶心、疲倦、脱水、对冷环境不耐受、脱发、月经失调的现象，甚至发生胆囊炎、腱腺炎等。而目前推荐的低能量膳食类型主要是降低总能量，适当降低脂肪和碳水化合物的摄入量，保持充足的蛋白质的摄入量。

另外，对于肥胖和超重个体来说，运动作为配合低能量膳食的治疗手段是必不可少的。

能量消耗的增加与能量摄入的限制，两者同时作用对减重有更加明显的效果，并具有促进健康的积极意义。

任务二　特殊营养需要人群的膳食调理

【学习目标】

通过学习使学生了解特殊人群需要（骨质疏松症、缺铁性贫血）的病理，熟悉相关代谢疾病人群的膳食原则和食物选择，并能编制出适合该类人群的膳食食谱。

【学习内容】

特殊营养需求的人群包括对某种营养素有特殊需要或患有某种营养素缺乏症的人群，如贫血、夜盲症或一些先天性代谢疾病的人群，对于这部分人群，应该有针对性地调整膳食中某一营养素的含量，使其在能量平衡的前提下，有目的地增加或减少摄入量，以达到营养调节的目的。

一、骨质疏松症人群的膳食调理

骨质疏松症是一种以低骨量、骨组织的微结构被破坏为特征的，导致骨髓脆性增加和易发生骨折的全身性疾病。骨质疏松的发病女性多于男性，其中绝经后妇女所占比例较大。女性的骨质疏松不仅比男性出现得早，且骨量减少的速度也快，骨皮质和骨松质皆有所减少。

（一）膳食调理目标

1. 管理目标

通过改善饮食，补充钙、磷和维生素 D，有效防治骨质疏松症。

2. 营养目标

应摄入高钙、营养平衡的膳食，注意能量及三大产热营养素的合理比例。保证每日 800～1 000 mg 钙的供应。更年期后的妇女和老年人，每日钙的摄入标准更高，约 1 000～1 500 mg。适当增加日光浴，同时可以增加富含维生素 D 的膳食。

（二）食谱编制原则

1. 能量

能量与个体年龄、性别、生理需要、劳动强度等相适应，应达到并维持合理体重。

2. 蛋白质

健康成人日常摄入蛋白质 1.0～1.2 g/(kg·d)。处于特殊生理时期（生长期、妊娠期、哺乳期等）者应酌量增加蛋白质的摄入。骨质疏松症人群应增加富含胶原蛋白和弹性蛋白的食物，包括牛奶、蛋类、核桃、肉皮、鱼皮、猪蹄、甲鱼等。

3. 无机盐

骨质疏松症人群应保证每日 800 ~ 1 000 mg 钙的供应。更年期妇女和老年人的钙摄入量为 1 000 ~ 1 500 mg/d。还要保证各类微量元素摄入充足。

4. 维生素

应保证各种维生素摄入充足，特别是维生素 D 的摄入应充足。

（三）食物的选择

1. 宜选择的食物

选择含钙高的食物，如牛奶及其制品、鱼类、虾、蟹、豆制品等；富含维生素 D 的强化食物，如沙丁鱼、青鱼、牛奶、鸡蛋等；适量食用鱼肝油和钙补充剂，但需注意不要过量。

2. 不宜选择的食物

应减少膳食中影响钙吸收利用的因素，如食物中的植酸盐、碱性磷酸盐、纤维素等，这些成分可与钙形成不能溶解的化合物，从而减少钙的吸收；膳食中的脂肪因其含有脂肪酸，能够与钙形成不溶性的钙皂，也降低了钙的吸收；还有酒、浓茶、咖啡等也会影响钙的吸收，也应少摄入；另外，蛋白质摄入过多也会影响钙的吸收。

（四）高钙食谱编制方案

案例 某女性，64 岁，身高 160 cm，体重 60 kg，绝经 10 年，经常腰酸腿痛，疲倦，X线检查示脊椎、骨盆骨皮质变薄，髓腔增宽，骨小梁数目减少，无骨折。为其编制的一日食谱如表 4-6 所示。

表 4-6　为案例中的女性编制的高钙一日食谱

餐次	食物种类及量
早餐	芝麻酱面包（特一面粉 75 g，芝麻酱 25 g），牛奶 220 mL
午餐	米饭（大米，特一粳米 12 g），番茄炒蛋（番茄 150 g，鸡蛋 50 g），香菇油菜（油菜 150 g，香菇 5 g），红烧鲤鱼（鲤鱼 50 g，植物油 8 mL）
加餐	苹果 150 g
晚餐	馒头（特一面粉）75 g，芹菜炒豆腐皮（芹菜 150 g，豆腐皮 25 g），余虾丸子汤（虾肉 25 g，植物油 7 mL）

对上述食谱进行营养成分计算，计算结果见表 4-7。其中钙的含量能满足推荐量标准，且该食谱的能量及大部分营养素均达到了推荐量标准，因此，该食谱适合骨质疏松症患者。

表 4-7　表 4-6 所示高钙食谱的营养素含量

营养素	摄入量
能量	7 590 kJ(1 814 kcal)
蛋白质	78 g
脂肪	51 g
碳水化合物	261 g
钙	1 030 mg

二、低钾血症人群的膳食调理

血清钾浓度低于 3.5 mmol/L（正常人的血清钾浓度范围为 3.5 ～ 5.5 mmol/L）者称为低钾血症。发生低钾血症时，机体的含钾总量不一定减少。但在大多数情况下，低钾血症患者往往伴有体钾总量的减少——缺钾。缺钾的原因很多，有可能是摄入不足，但更多的原因是经肾失钾、碱中毒等钾排出增加引起的。钾是人体细胞内液的主要阳离子，有维持体内水电平衡、维持渗透压以及加强肌肉兴奋性和心跳节律性等生理功能。高钾膳食是纠正患者由于钾的正常摄入量减少或钾的排泄量异常增多导致低钾血症的治疗膳食，是相对于患者以往钾摄入偏低的调整膳食。

（一）膳食调理目标

1. 管理目标

治疗各种原因引起的低钾血症，提高钾摄入水平并维持血液中钾的适当浓度。

2. 营养要求

能量和三大功能营养素按照正常人群的要求提供，同时需要额外补充含钾高的食物，并足量饮水，至少 1 500 mL/d。《中国居民膳食矿物质参考摄入量》中规定，正常人体每日钾的参考摄入量（RNI 或 AI）为：0 ～ 0.5 岁 350 mg，0.5 ～ 1 岁 550 mg，1 ～ 4 岁 900 mg，4 ～ 7 岁 1 200 mg，7 ～ 11 岁 1 900 mg，14 ～ 18 岁 2 200 mg，18 岁以后 2 000 mg，孕妇和乳母 2 400 mg。人体每日可耐受的最高钾摄入量（UL）尚未确定。应用高钾膳食时应注意：只能在患者尿量正常的前提下才能实施。

（二）膳食制订原则

首先应该治疗原发疾病，去除引起缺钾的因素，如停用某些利尿药等。

1. 失钾病因去除后，应及时补钾

如果低钾血症较重（血清钾低于 2.5 ～ 3.0 mmol/L）或者有显著的临床表现，如心律失常、肌肉瘫痪等，则应及时补钾。补钾最好口服，每天以 40 ～ 120 mmol 为宜。只有当情况危急、缺钾即将引起威胁生命的并发症时，或者因恶心、呕吐等原因使患者不能口服且每日尿量在 500 mL 以上时才允许静脉内补钾。输入液体内的钾的浓度不得超过 40 mmol/L，每小时滴入的量一般不应超过 10 mmol。静脉内补钾时要定时测定血钾浓度，做心电图进行监护。

细胞内缺钾恢复较慢，有时需要补钾 4 ～ 6 日后细胞内外的钾才能达到平衡，有的严重的慢性缺钾患者需要补钾 10 ～ 15 日以上。

如低钾血症伴有代谢性碱中毒或酸碱状态无明显变化，宜用氯化钾。如低钾血症伴有酸中毒，则可用碳酸氢钾或柠檬酸钾，在纠正低钾血症的同时纠正酸中毒。

2. 纠正水、其他电解质代谢紊乱

引起低钾血症的原因中，有不少可以同时引起水和其他电解质如钠、镁的丧失，因此应及时检查，一经发现就必须积极处理。如果低钾血症是由缺镁引起的，则应同时补镁，单纯补钾是无效的。

3. 膳食调整

能量和三大宏量营养素的供给可参考正常人群进行，同时选择含钾丰富的食品。含钾食物分布很广，几乎所有的动植物性食物中均含有钾，尤其以豆类、蔬菜、水果的含量最高。豆类含钾量高的主要有黄豆、青豆、绿豆、蚕豆等；蔬菜中含钾多的是菠菜、山药、土豆、芹菜、大葱等。黄绿色的水果含钾量都较高，可选择食用。除此之外，玉米面、荞麦面以及牛奶、鸡肉、黄鱼等食物中也有一定的含量。

（三）食物的选择

宜食食品：上述含钾高的各类食物。

忌食食品：含钠过高的食品和利尿药物等。

（四）高钾食谱编制方案

案例　某女，33 岁，身高 164 cm，体重 40 kg，BMI14.81（消瘦），其标准体重应为 55 kg，临床诊断为蛋白质-热能营养不良、低钾血症原因待查（肾功能正常，尿量正常）。

其膳食制订方案为：膳食中钾的含量预计大于 2 g/d，热能 1 592 kcal/d，蛋白质 62 g/d，食谱中尽量选择含钾丰富的食物，如谷类、畜类、鱼虾类、蔬菜类、水果类、坚果类等；少食多餐，从每日 6 餐开始，逐渐恢复至正常 3 餐。为该患者制订的高钾一日食谱如表4-8 所示。

表 4-8　为案例中的患者制订的高钾一日食谱

食物	质量(g)	食物	质量(g)
面粉	75	鸡蛋	60
大米	100	牛奶	250 mL
小米	25	香蕉	100
瘦猪肉	50	葡萄干	100
鳟鱼	75	花生仁	25
苋菜、菠菜、红白萝卜、毛豆、莴笋	共计 500	海带	100

上述食谱总计钾含量约 4.8 g，能量 1 594 kcal，蛋白质 66 g，完全满足患者的高钾膳食及能量和蛋白质调整的需要。

三、缺铁性贫血人群的膳食调理

营养性缺铁性贫血是小儿和孕妇的常见病症，尤以婴幼儿的发病率最高。其临床主要特点为小细胞低色素性贫血，故又称为营养性小细胞性贫血。人体血红蛋白的合成需要蛋白质、铁、铜、维生素 B_6，红细胞的成熟需要维生素 B_{12} 和叶酸，而铁在肠道的吸收需要维生素 C，一旦其中某些营养素摄入不足，满足不了血红蛋白和红细胞的需要，就必然导致贫血，而膳食营养调理是治疗营养性贫血的有效措施。

（一）膳食调理目标

1. 管理目标

膳食中应提供足够的铁供给人体用于红细胞的合成，并提供足量的维生素 C 来促进人体对非血红素铁的吸收利用，以提高人体的血红蛋白含量，纠正贫血。

2. 营养要求

能量和三大营养素按正常人的需要供给。选择含铁丰富的食物，如肝脏、瘦肉、鱼类、禽类等。有些蔬菜中铁含量相对丰富，但不易被人体吸收，尚需同时提供富含维生素C的食物来促进铁的吸收，如橘子、猕猴桃、鲜枣等。因此首先应选择动物性食品，注意荤素食品的搭配，这样可以提高铁的吸收率，经过发酵的粮食所含铁的吸收率有所提高，如馒头、发糕等。

（二）膳食制订原则

1. 能量

应提供充足的能量，每天 20 ~ 30 kcal/kg，每天摄入的总能量不少于 1 200 kcal。

2. 碳水化合物

每日 300 ~ 400 g，以占热能的 50% ~ 60% 为宜，可选用多种杂粮。

3. 蛋白质

一般缺铁性贫血患者均有不同程度的蛋白质摄入不足，因此应保证足量的蛋白质摄入。每日应保证蛋白质摄入总量为 1 ~ 2 g/kg，食物以易消化的含人体必需氨基酸的优质高蛋白饮食为主，如奶类、禽蛋类、瘦肉、豆制品、鱼虾等。

4. 脂肪

脂肪以每日 1 ~ 1.2 g/kg，占总热能的 20% ~ 25% 为宜，不宜过多，否则会影响消化吸收并会抑制造血功能。膳食中提供的脂肪应以易消化的蛋黄、植物油为主，可以适当补充一些含ω-3脂肪酸丰富的食物，如鱼油及深海鱼类。

5. 维生素和矿物质

贫血症患者往往伴有多种微量营养素缺乏，因此应多食新鲜的水果、蔬菜，对贫血有很好的改善作用。

6. 纠正不良的饮食习惯

对长期偏食和素食的人，要纠正其饮食习惯，以保证铁和各种营养素的均衡摄入。

（三）食物的选择

1. 宜食食物

禽蛋类、瘦肉、鱼虾、芝麻、海带、木耳、紫菜、香菇、干豆类及其制品、大枣、葵花子、核桃仁、奶类等。

2. 忌食食物

不宜饮浓茶和咖啡，膳食纤维含量高的食物也应适当限制，以利于膳食中铁的吸收。

（四）改善贫血的食谱编制方案

案例　某女，33岁，身高 166 cm，体重 58 kg，BMI 21.01（正常），标准体重应为 61 kg。

临床诊断为小细胞性贫血（月经过多）。为其编制的改善贫血的一日食谱如表4-9所示。

表4-9　为案例中的女性编制的改善贫血的一日食谱

餐次	食物及用量
早餐	牛奶200 mL，麻酱花卷（面粉100 g，芝麻酱25 g），煮鸡蛋1个，拌花生芹菜丁（花生米25 g，芹菜50 g）
午餐	米饭（大米100 g），红烧猪蹄（猪蹄100 g），西红柿鸡蛋汤（西红柿100 g，鸡蛋50 g），炒木耳油菜（木耳10 g，油菜100 g）
加餐	猕猴桃150 g
晚餐	米粥（大米50 g），红枣发糕（面粉100 g，红枣10枚），酱猪肝50 g

上述食谱可提供铁40 mg/d、维生素C157 mg/d，其营养素含量如表4-10所示。食谱的能量和宏量营养素均满足该患者的需要。

表4-10　表4-9所示食谱的营养素含量

营养素	摄入量
能量	2 039 kcal
蛋白质	91 g
脂肪	48.4 g
碳水化合物	325.4 g
维生素C	157 mg
铁	40 mg

【小　结】

特殊人群的饮食调控原则是：控制常规饮食，补充特殊膳食，强化所缺营养，减少代谢负担，促进身体健康。

【知识拓展】

减肥是很多人的愿望，但减肥并不是把能量和营养都一起减掉。对于减肥人群来说，尤其要注意钙元素和铁元素的补充。

一、减肥人群易缺铁，应注意补铁

很多减肥人士以素食为主，即以热量较低的蔬菜和水果为主食，而较少摄入谷类、蛋奶类和鱼肉类食材。蔬菜和水果中主要含有丰富的维生素与膳食纤维，尤其以水溶性维生素为主，含有一定的矿物质和少量的蛋白质，几乎不含脂肪。由于蔬菜和水果的能量比谷类和畜肉类低很多，因此受到减肥者的青睐，但长期坚持素食减肥的人，尤其是女性，更容易受到缺铁性贫血的困扰。

　　这是因为，蔬菜和水果中虽然含有一定的铁，但蔬菜和水果中的铁多以非血红素铁的形态存在，进入人体后还要经过进一步的化学转换才能变为人体可吸收的血红素铁。而水果和蔬菜中的铁、钙等矿物质的含量原本有限，在清洗、烹饪等过程中还有一定的损失，再在人体中经过一轮转换之后，实际上能被人体吸收的铁元素微乎其微。因此，素食减肥人群的铁摄入量远远不够，尤其是女性在经期等特殊时期还会流失体内的铁，更易患上缺铁性贫血。

　　此外，由于铁的转换与吸收依赖 B 族维生素在中间"牵线搭桥"，而 B 族维生素大多存在于谷物和动物类食材中，植物类食材中的 B 族维生素含量有限。缺乏 B 族维生素可进一步造成铁的吸收减少，也使人体中的血红素铁进一步减少，进而导致人体运载氧气的功能减弱，氧化还原反应减弱。因此减肥人群很容易出现全身乏力、无精打采、早上不想起床而晚上又辗转难眠、情绪易波动、郁闷不乐、记忆力减退、注意力不集中等亚健康状态。

二、减肥人群易缺钙，应注意补钙

　　对于减肥人群来说，钙同时也是他们容易缺乏的一种矿物质。很多减肥人士拒绝或减少了蛋、肉类、鱼类等食物的摄入，而水果和蔬菜中的钙又难以被人体吸收，从而导致钙摄入不足。再加上一部分减肥人士喜欢喝碳酸饮料等，更容易加速钙质的流失，最终患上骨质疏松症。

　　此外，由于水果与蔬菜中几乎不含有维生素 D，而维生素 D 是促进钙质吸收的重要维生素，因此对于减肥人群来说，补钙的同时还应注意维生素 D 的摄入，最好每天坚持晒半小时的太阳，以促进维生素 D 的自我合成。

任务三　心脑血管疾病的膳食调理

【学习目标】

　　通过学习使学生了解心脑血管疾病人群（高血压、高血脂、冠心病）的病理，熟悉心脑血管疾病（高血压、高血脂、冠心病）人群的膳食原则和食物选择，并能编制出适合该类人群的膳食食谱。

【学习内容】

　　高血压、高脂血症、糖尿病、痛风等疾患与膳食营养不调密切相关，膳食调理是治疗和控制这类疾病的关键措施，即针对特定人群，选择适合的食物，满足特殊营养需要，达到辅助治疗、改善疾病状态的目的。

一、高血压的膳食调理

　　高血压是常见的心血管疾病，极易引起心、脑、肾等重要器官的损害，是冠心病、脑卒中和猝死的主要危险因素。原发性高血压的发病机制中膳食因素是重要的原因之一，目前已经证实，导致高血压的主要膳食因素有：长期摄入高盐、高脂肪、高能量的饮食以及过量摄入烟酒等。而增加钾的摄入、有氧运动以及戒烟酒可以作为非药物降压治疗的途径，同时膳食中的镁、钙、膳食纤维等也有利于控制血压。

（一）膳食调理目标

1. 管理目标

改善生活方式，消除不利于健康的行为和习惯。膳食限制油盐，减少膳食中饱和脂肪酸和胆固醇的含量，限制饮酒，戒烟，维持足够的钾、钙、镁摄入。对于超重者则需要控制体重。

2. 营养需求

能量供给量保持在 1 500 ~ 2 000 kcal/d，碳水化合物占总能量的 60% ~ 65%，蛋白质可占全天总能量的 15% ~ 20%，脂肪的摄入量不超过总能量的 25%，胆固醇限制在 300 mg/d 以下。每日食盐用量不超过 6 g，蔬菜 400 ~ 500 g/d，水果 200 g/d。

（二）膳食制订原则

1. 控制能量和体重

体重与血压呈正相关关系，过重者减重和避免肥胖都是防治高血压的关键策略，并适当增加有氧运动。

2. 减少油盐

我国是食盐大国，膳食中的盐 80% 来自烹饪时的调味品和含盐高的腌制品，如食盐、酱油、味精、咸菜、咸鱼、咸肉、酱菜等，因此限盐首先要减少烹调用的调料，少食各种腌制品。世界卫生组织于 2006 年建议，每人每日食盐用量不超过 6 g 为宜。

3. 减少膳食脂肪，补充适量优质蛋白质

脂肪过多的摄入将增加患高血压的风险，因此每人每天摄入的脂肪量以不超过总能量的 25% 为宜。低脂的植物性蛋白质能有效地改善一些危险因素。其中大豆蛋白对血浆胆固醇水平有显著的降低作用，此外大豆蛋白质食品还含有许多生物活性成分，可以对心脑血管起保护作用。奶是低钠食品，对降低血压也有好处，另外，奶制品还能降低血小板凝集和胰岛素抵抗。

4. 补充钾和钙

钾有扩张血管、改变血管紧张度的作用，从而能间接降低血压。钙也可以通过增加尿钠排出，合成钙调节激素来调节交感神经系统活性从而降低血压。因此高血压患者平时应注意多补充一些含钾、钙高的食物。蔬菜和水果是钾的最好来源。每 100 g 食物中含钾量高于 800 mg 以上的食物有麸皮、赤豆、杏干、蚕豆、扁豆、冬菇、竹笋、紫菜等。奶和奶制品是钙的主要来源，其不仅含钙量丰富，而且吸收率也高。发酵的酸奶更有利于钙的吸收。每 100 mL 牛奶中约含 100 mg 左右的钙。

5. 多吃蔬菜和水果

素食者往往比肉食者的血压低，其原因可能是由于水果、蔬菜中的膳食纤维和低脂肪的综合作用。

6. 补充维生素 C

大剂量维生素 C 可使胆固醇氧化为胆酸而排出体外，从而改善心脏功能和血液循环。柚子、大枣、番茄、芹菜叶、油菜、小白菜、莴笋叶等食物中均含有丰富的维生素 C。多食用此类新鲜蔬菜和水果有助于高血压病的防治。

7. 限制饮酒

过量饮酒会增加患高血压和脑卒中的风险，而且饮酒会增加人体对降压药物的抗药性，故提倡高血压患者少饮酒。轻度饮酒（每天 1~2 杯）的人，考虑到少量饮酒对身体并无大碍，可以不改变饮酒习惯。建议每天饮酒限制在 2 杯（约含酒精 28 g）或以下，女性应更少，青少年不应饮酒。

8. 增加体力活动

有规律的有氧运动可以预防高血压的发生，同时体力活动还有助于降低体重，更有利于血压降低。运动强度应因人而异，运动频度一般要求每周 3~5 次，每次持续 20~60 分钟即可。

（三）食物的选择

1. 宜用食物

富含优质蛋白、低脂、低胆固醇的食物，如脱脂奶粉、鱼类、豆制品等；富含钙、镁、钾等有利于降压的食物，如柚子、桃、梨、香蕉、苹果、山楂、西瓜、桑葚、芹菜、荠菜、菠菜、胡萝卜、番茄、丝瓜、黄瓜、绿豆、玉米、坚果类、虾米、海参、墨鱼、沙丁鱼、贝类等；富含降脂、降压活性成分的食物，如大蒜、洋葱、香菇、木耳、山楂、海带、海鱼、菊花、龙井茶等。

2. 忌(少)用食物

动物内脏、肥肉、蛋黄、松花皮蛋等高脂、高胆固醇的食物，以及辛辣、刺激的调味品和浓咖啡、浓茶、烟、酒等；加碱或发酵粉、小苏打制作的面食和糕点等高钠食物；咸豆干、咸蛋、咸肉、酱鸭、板鸭、腊肉、咸菜、酱菜等盐（腌）制食物。

（四）高血压食谱制订方案

案例 成人男性，高血压患者，53 岁，办公室职员，日常轻度体力活动。体重超重，血脂微高。无其他疾病。

膳食的基本原则：无论是初发高血压还是长期高血压患者，都需要低盐饮食，应将全日膳食中的食盐总量控制在 1~4 g，水肿明显者日摄入盐应控制在 1 g/d；限用盐腌制品，如咸菜、咸肉等高盐食品，已明确含盐量的食物应先计算后称重配制；全日能量摄入量不应超过身体需要，可以根据标准体重计算获得，一般控制在 1 500~2 000 kcal/d；全日脂肪摄入量应小于总能量的 25%，胆固醇限制在 300 mg/d 以下；增加优质蛋白质含量，蛋白质摄入量应占总能量的 15%~20%；多食水果、蔬菜，以补充钙、钾及维生素 C。为该患者制订的一日食谱如表 4-11 所示。

表 4-11 为案例中患者制订的低盐低脂食谱

餐次	食物和用量
早餐	低脂牛奶 250 mL, 小米粥（小米 30 g）, 麸皮面包 50 g
午餐	米饭（大米 125 g）, 清蒸鲈鱼 150 g, 木耳青菜（木耳 5 g, 青菜 100 g）, 蒜泥拌海带丝（大蒜头 10 g, 海带丝 100 g）, 香蕉 100 g, 盐少许（1~2 g）
晚餐	米饭（大米 125 g）, 肉末豆腐（瘦猪肉 50 g、豆腐 150 g）, 拌黄瓜 100 g, 番茄冬瓜汤（番茄 50 g, 冬瓜 100 g）, 全日烹调用玉米油 20 mL, 盐少许（1~2 g）

上述食谱为高血压患者适用的低盐低脂食谱，其中有效控制了每日油盐的摄入，并且总能量适当，脂肪、碳水化合物比例适当，可以满足正常成人高血压患者一天的营养素需要。该食谱的营养素含量如表 4-12 所示。

表 4-12 表 4-11 所示食谱的营养素计算和评价

营养素	摄入量	正常人参考摄入量
能量（kcal）	1 834	2 300
蛋白质（g）	73（16%）	75
脂肪（g）	43（21%）	25%~30%
碳水化合物（g）	289（63%）	55%~65%
钠（mg）	1 719	2 200
钾（mg）	1 947	200

二、高脂血症的膳食调理

因脂肪代谢或运转异常使血浆中的一种或多种脂质高于正常水平，称为高脂血症。脂质因不溶或微溶于水，必须与蛋白质结合以脂蛋白的形式存在，因此高脂血症通常也称为高脂蛋白血症。主要症状包括：① 血清总胆固醇（TC）水平过高；② 血清三酰甘油（TG）水平过高；③ 混合型高脂血症（TC、TG 均升高）；④ 血清高密度脂蛋白胆固醇（HDL-C）水平过低。

影响血脂水平的主要膳食因素有：食物脂肪摄入的总量及其不同饱和度的脂肪酸比例，动物脂肪和植物脂肪的比例，胆固醇、卵磷脂以及膳食纤维的摄入量等，此外，肥胖、年龄、性别等也是重要影响因素。

高脂血症也是引发冠心病、高血压、脑卒中等心脑血管疾病的危险因素。因此，对血脂异常的防治必须及早给予重视。

（一）膳食调理目标

控制总能量的摄入水平，合理搭配膳食结构，限制饱和脂肪和胆固醇的摄入，多摄入富含膳食纤维的食物，同时适当运动，有效调节和控制血脂水平，预防动脉硬化等并发症的发生。

（二）膳食制订原则

1. 能量控制

总能量以保持理想体重为原则，肥胖者每日可减少 5% 的热量供应，适当开展中等强度的有氧运动或保持适度体力劳动。

2. 限制脂肪和胆固醇的摄入

高脂肪膳食易导致血浆胆固醇水平升高。脂肪不仅能促进胆汁分泌，其水解产物还易于形成混合微胶粒，并能促进胆固醇参与形成乳糜微粒，转运入血，从而使血浆胆固醇水平升高。因此，高脂血症患者每天的脂肪摄入不应超过总热能的 15%。一般正常成年人的膳食胆固醇摄入量以不超过 300 mg/d 为宜，每增加 100 mg 胆固醇的摄入量，男性血浆胆固醇水平将增加 0.038 mmol/L，女性增加 0.073 mmol/L。因此，高脂血症患者每日的胆固醇摄入量应严格控制在 200 mg 以下，并忌食动物内脏等胆固醇含量高的食物。

膳食中的饱和脂肪酸会抑制低密度脂蛋白受体的活性，因此饱和脂肪酸含量过高可使血浆胆固醇升高，故对于含饱和脂肪酸丰富的食物如肥肉、黄油等也需要忌食。氢化植物油脂等反式脂肪酸摄入量过高会导致血脂异常，故也需要少食。膳食用油以橄榄油、茶树油、花生油等多不饱和脂肪酸含量较高的植物油为主。可多食不饱和脂肪酸含量较多的海鱼、豆类，避免煎炸食品。建议膳食中饱和脂肪酸、单不饱和脂肪酸和多不饱和脂肪酸的摄入比例以 3:4:3 为宜。脂肪供能比为 20% ~ 25%，单纯胆固醇升高的患者可降低到 18% ~ 20%。

3. 适量碳水化合物和膳食纤维

碳水化合物仍是主要供能物质，但摄入过多的碳水化合物，尤其是蔗糖、果糖，可使血浆三酰甘油水平升高。过多的碳水化合物除了转化为糖源外，其余大部分又变成脂肪储存，导致体重增加，故碳水化合物的供能比一般控制在 55% ~ 65% 的范围，而单纯三酰甘油升高的患者可降低至 50% 左右。碳水化合物应以复合糖类食物为主，如荞麦、燕麦、谷类、红薯等。植物性食物中的 β–谷甾醇和膳食纤维可以影响机体对胆固醇的吸收，从而降低胆固醇水平。高脂血症患者应适当增加膳食纤维的摄入。建议水果和蔬菜每日应摄入 400 ~ 500 g。需要注意的是，以植物性食物为主的膳食模式，因富含粗纤维，过多摄入有抑制微量元素吸收的副作用。

4. 适量摄入蛋白质

蛋白质可占全天总能量的 15% ~ 20%。动物性蛋白质摄入过多时，相应的动物性油脂和胆固醇的摄入也会增加，导致血浆胆固醇水平升高。若以大豆蛋白质代替，则可以使血浆胆固醇水平下降。因此，需要增加植物性蛋白质的摄入。动物性蛋白质和植物性蛋白质的比例以 1:1 为宜。

5. 补充抗氧化维生素

维生素 C 能降低血浆胆固醇水平，维护血管壁的完整性，增加血管弹性；维生素 B_6 能使亚油酸转变为多不饱和脂肪酸，合成前列腺素，在酶的作用下生成前列环素，从而使血小板解聚、血管扩张；维生素 E（毫克）可以防止脂质过氧化，降低心肌耗氧量，改善冠状动脉供血；维生素 B_{12}、泛酸、烟酸等 B 族维生素均能降低血脂水平，这些维生素在膳食中均有良好来源，如不足可以服用维生素补充制剂。

6. 其他

饮食清淡、少油，荤素搭配，三餐规律，适当进行体育锻炼。

（三）食物的选择

1. 宜用食物

富含优质植物蛋白的豆类及其制品、乳及乳制品、含多不饱和脂肪酸的深海鱼类、瘦猪肉、牛肉、去皮鸡肉，蛋清等；富含膳食纤维的粗杂粮，如玉米、荞麦、燕麦、薯类等；富含矿物质、维生素及膳食纤维的蔬菜和水果，如苦瓜、茭白、芹菜、韭菜、竹笋、芥菜、木耳、苹果等；富含具有降脂、降压作用的特殊成分的食物，如茶、海带、牛蒡茶、洋葱以及香菇、木耳等；食用油宜选用植物油，如大豆油。

2. 忌(少)用食物

动物性油脂（鱼油除外）、胆固醇含量高的动物内脏（尤其是脑）、蛋黄、鱼子、蟹子、蛤贝类等；油炸食品；过咸过甜的食品，如咸菜、蔗糖、糖果点心等；少饮酒。

（四）高脂血症食谱制订方案

案例 成人男性，高脂血症，日常家务，体重肥胖。无高血糖、高血压以及其他疾患。

膳食的基本原则：

① 控制能量摄入，每日 1 500～2 000 kcal（可根据患者具体情况确定能量供给量），控制体重。

② 以碳水化合物为主，蛋白质以优质蛋白如乳类、豆类为主。

③ 脂肪摄入量不超过总能量的 30%，以富含不饱和脂肪酸的花生油、橄榄油或玉米油为主；胆固醇含量控制在 200 mg/d 以下，忌食含胆固醇丰富的食物如动物内脏、蛋黄等。

④ 多食水果、蔬菜，每天 400～500 g。

⑤ 烹调时避免煎炸，以蒸、煮、炖为主。

⑥ 坚持有氧运动，每天步行不少于 1 万步（步行 1 小时左右）。

为该患者制订的一日食谱如表 4-13 所示。

表 4-13　低脂饮食食谱举例

餐次	食物和用量
早餐	脱脂牛乳（低脂奶粉 30 g）、玉米饼（玉米碜）、木耳豆腐丝（黑木耳 50 g、豆腐皮 50 g）
加餐	苹果（200 g）
午餐	虾仁豆腐（虾仁 30g、北豆腐 60 g）、苦瓜牛肉（苦瓜 150 g、牛肉 80 g）大米饭（粳米 100 g）
加餐	牛蒡茶（220 mL）
晚餐	红薯米饭（红薯 100g、粳米 100g）、清蒸小黄鱼（小黄鱼 150g）、杂菌煲（香菇、茶树菇、杏鲍菇等各 30g）
加餐	牛奶（220 mL）

注：全日烹调用玉米油 10 g。

上述食谱中的能量及脂肪含量适宜，蛋白质及碳水化合物供应充足，胆固醇含量低，多不饱和脂肪酸含量较多。对表 4-13 所示食谱进行营养素计算和评价，如表 4-14 所示。

表 4-14　表 4-13 所示食谱的营养素计算和评价

营养素	摄入量	正常人参考摄入量（55 岁）
能量（kJ）	1 900	2 300
蛋白质（g）	78.1（16.4%）	75
脂肪（g）	40.3（19.1%）	25%～30%
碳水化合物（g）	306.4（64.5%）	55%～65%

三、冠心病的膳食调理

冠心病是冠状动脉粥样硬化性心脏病的简称，是易引起心肌缺血、缺氧甚至梗死的一类心脏疾病，严重危害人体健康。发病因素包括高血脂、高血压、肥胖、糖尿病、吸烟、精神紧张、遗传等。冠心病的形成是一个慢性发展过程，与膳食不平衡关系密切。随着物质生活水平的提高和工作节奏的加快，我国居民冠心病的发病率呈逐年上升趋势，多发生在中、老年人群，其中男性的发病率高于女性。

（一）膳食调理目标

1. 管理目标

控制能量摄入，纠正血脂异常，限制精制糖类，多摄入膳食纤维，改变不良生活方式，预防动脉粥样硬化，减少并发症，提高患者生存质量。

2. 营养需求

碳水化合物应占总能量的 60%～65%；蛋白质可占全天总能量的 15%～20%；总脂肪的摄入量应在总能量的 20% 以下，并以植物油为主，植物油与动物油脂的比例不低于 2:1；胆固醇限制在 300 mg/d 以下；蔬菜、水果每日摄入 400～500 g；食盐小于 6 g/d。

（二）膳食制订原则

1. 保持能量摄入与消耗的平衡

控制总热量的摄入，加强有氧运动。对于体质指数 BMI 大于 24 者，应当控制体重。

2. 食物多样化、以谷类为主

碳水化合物摄入过多可影响三酰甘油水平，应选用复合糖类的碳水化合物，多吃粗粮，粗细搭配，同时应限制富含葡萄糖、蔗糖等精制糖类的甜品。

3. 可适量摄入瘦肉，少吃肥肉、动物油脂及煎炸食品

脂肪摄入量应限制在总能量的 20% 以下，以植物油为主，植物油与动物油脂比例不低于 2:1。若同时还患有高脂血症，则动物油脂比例还应适当下调。胆固醇严格限制在 200 mg/d 以下。控制膳食中总脂肪量及饱和脂肪酸的比例，应摄入充足的不饱和脂肪酸。饱和脂肪酸

应控制在总能量的 10% 以下，在此范围内尤其要控制肉豆蔻酸、棕榈酸的摄入。少用氢化植物油脂，以减少反式脂肪酸的摄入量（反式脂肪酸 < 1% 总能量）。用不饱和脂肪酸代替饱和脂肪酸，含不饱和脂肪酸丰富的食物有橄榄油、茶油、花生、核桃、棒子等坚果食品。每周食用 1 ~ 2 次鱼和贝类食品。多不饱和脂肪酸（PUFA）最好占总能量的 6% ~ 10%，并保持适宜的 n-6 多不饱和脂肪酸（PUFA）与 n-3 不饱和脂肪酸（PUFA）的比例，n-6 PUFA 和 n-3 PUFA 分别占总能量的 5% ~ 8% 和 1% ~ 2% 为宜。减少肥肉、动物内脏及蛋类的摄入；增加不饱和脂肪酸含量较多的海鱼、豆类的摄入，可适当吃一些瘦肉、鸡肉，少食煎炸食品。

4. 适宜摄入蛋白质

蛋白质可占全天总能量的 15% ~ 20%，动物蛋白和植物蛋白两者比例为 1:1。应经常吃奶类、豆类及其制品。奶类除含丰富的优质蛋白质和维生素外，含钙量也较高，且吸收利用率也高，是天然钙质的极好来源，因此冠心病患者要常吃奶类，且以脱脂奶为宜。大豆蛋白含有丰富的异黄酮、精氨酸等，因此大豆制品具有降低血清总胆固醇（TC）和抗动脉粥样硬化的作用，每天摄入 25 g 以上含有异黄酮的大豆蛋白，可降低心脑血管疾病的发生率。

5. 限盐、禁烟、少饮酒

限制盐的摄入量可降低冠心病和脑卒中的发生率。冠心病患者的盐摄入量每天以不超过 4 g 为宜。

吸烟可加重冠状动脉的收缩痉挛。流行病调查研究表明，饮少量红酒有利于扩张血管，减少冠状动脉狭窄，预防动脉粥样硬化，但应避免饮高浓度白酒。少量饮酒通常是指每日摄入酒精 20 ~ 30 g 或白酒不超过 50 g。

6. 多吃蔬菜、水果

蔬菜、水果中含有大量的维生素、矿物质、膳食纤维等，故提倡冠心病患者多吃新鲜的蔬菜、水果，以提高膳食中钾及纤维素的含量，降低血压和预防心律失常。建议每日摄入 400 ~ 500 g。

（三）食物的选择

1. 宜用食物

富含优质植物蛋白的豆类及其制品；富含膳食纤维的粗粮，如玉米、小米、高粱等；富含维生素、矿物质及膳食纤维的新鲜蔬菜、水果；富含优质蛋白质及不饱和脂肪酸的深海鱼类；富含功效成分，有降脂、降压作用的海带、香菇、木耳、洋葱、大蒜等。

2. 禁(少)用食物

动物油脂及油炸食品，如肥猪肉、炸鸡腿等；过咸、过甜的食品，如咸菜、大酱、食用糖、蜂蜜等；戒烟，饮酒应适量。

（四）冠心病食谱制订方案

案例 成人女性，体重超重，血压高、血脂高，血糖正常，患有冠心病。

膳食基本原则：低脂饮食，控制热量为每日 1 500 ~ 2 000 kcal。

为该患者制订的一日食谱见表 4-15。

表 4-15　为案例中的冠心病患者制订的低脂一日食谱

餐次	食物和用量
早餐	脱脂牛奶 200 mL，玉米花卷 50 g，小米粥（小米 30 g）
午餐	米饭（大米 125 g），虾仁豆腐（虾仁 50 g，豆腐 100 g），番茄炒蛋（番茄 80 g，鸡蛋 50 g），胡萝卜西兰花菜（胡萝卜 30 g，西兰花菜 100 g），苹果 100 g
晚餐	米饭（大米 125 g），清蒸小黄鱼（小黄鱼 100 g），拌黄瓜 100 g，香菇菜心（香菇 30 g，青菜 100 g）

注：全日烹调用玉米油 20 mL，盐 4 g。

上述膳食可以基本满足该冠心病患者一日的营养需要，脂肪含量小于总能量的 20%，胆固醇含量低，蛋白质含量充足，盐摄入适当。表 4-15 所示食谱的营养成分见表 4-16。

表 4-16　表 4-15 所示食谱的营养成分

营养素	摄入量
能量	1 816 kcal
蛋白质	76 g（16.7%）
脂肪	35.7 g（17.7%）
碳水化合物	257 g（65.6%）
钠	2 023 mg
胆固醇	25.62 mg

【小　结】

根据《中国心血管疾病报告（2017）》得知：目前我国心血管疾病的患病率及死亡率仍处于上升阶段。现阶段我国心血管病的患病人数达 2.9 亿，其中脑卒中 1 300 万，冠心病 1 100 万，肺源性心脏病 500 万，心力衰竭 450 万，风湿性心脏病 250 万，先天性心脏病 200 万，高血压 2.7 亿。

我国近几年因心血管病死亡的人数占总疾病死亡人数的 40% 以上，居首位，高于肿瘤及其他疾病。农村心血管病的死亡率持续高于城市（农村为 45.01%，城市为 42.61%）。今后 10 年内，我国心血管病的患病人数仍会持续增长。

心血管疾病的发生、发展过程与膳食因素密切相关，包括不合理的膳食结构，如高糖、高脂肪、高饱和脂肪酸、高胆固醇饮食以及食盐摄入量过多等不利的膳食因素；另外与精神紧张、工作压力大、不注意劳逸结合、缺乏体力活动等不良生活方式也有关；还涉及遗传因素、社会经济因素等多方面原因。由于心血管疾病的成因十分复杂，同时这些疾病往往又是不可逆的。因此，可采取综合干预措施，重在预防。目前可选择的营养干预措施包括：平衡膳食、维持理想体重，食物粗细搭配，多摄入富含维生素、膳食纤维的新鲜蔬菜和水果，特别是富含黄酮类等生物活性物质的野果、野菜等，适量补充钙、锌、硒，可达到延缓病情发展、控制疾病恶化、减少并发症、提高患者生存质量的目的。

任务四　糖尿病和痛风患者的膳食调理

【学习目标】

通过学习使学生了解糖尿病和痛风的病理，掌握糖尿病和痛风患者的膳食原则和食物选择，熟练掌握糖尿病患者的食谱设计技能。

【学习内容】

代谢性疾病如糖尿病、痛风等需要长期改善膳食结构和进行运动调节，本节主要介绍其膳食原则、食物选择禁忌和食谱制订。

一、糖尿病的膳食调理

糖尿病是由于胰岛素分泌和（或）作用缺陷导致的以高血糖为特征的慢性代谢性疾病。

糖尿病患者的主要临床表现有糖耐量减低，高血糖、尿糖以及多尿、多饮、多食、消瘦乏力（即三多一少）等症状。糖尿病的长期高血糖状态会引发各种器官特别是眼、肾、神经、心脏和血管等的长期损害及功能障碍甚至衰竭。病情严重或应激时可发生急性代谢异常，如酮症酸中毒、高渗性高血糖昏迷、乳酸性酸中毒等，甚至威胁生命。糖尿病分为胰岛素依赖型（1 型）和非胰岛素依赖型（2 型）。2 型糖尿病在我国糖尿病患者中占 90%～95%。糖耐量受损和糖尿病的诊断标准见表 4-17。

表 4-17　糖尿病、糖耐量减退和空腹血糖调节受损的诊断标准

项目	静脉血糖	
	空腹（mmol/L）	（口服葡萄糖 75 g）餐后 2 小时（mmol/L）
正常人	<6.1	<7.8
糖尿病	≥7.0	≥11.1（或随机血糖）
糖耐量减退（IGT）	<7.0	7.8～11.1
空腹血糖调节受损（IFG）	6.1～7.0	<7.8

注："随机血糖"表示任何时候，不考虑距上一餐的时间抽取的血糖，若无典型症状，应在不同日期再测一次，如均超过表中的标准，方可诊断为糖尿病。

（一）膳食调理目标

糖尿病的治疗措施主要包括营养治疗、运动治疗、药物治疗、血糖监测及健康教育等综合方法，其中营养治疗是最基础的治疗措施。糖尿病的营养治疗主要是以糖尿病的长期饮食管理为主。

1. 管理目标

在保证患者正常生活和儿童青少年患者正常生长发育的前提下，纠正已发生的代谢紊乱，减轻胰岛 B 细胞负荷，从而延缓并减轻糖尿病并发症的发生和发展，进一步提高其生活质量。

① 纠正代谢紊乱。通过平衡膳食与合理营养，以控制血糖、血脂，补充优质蛋白质和预防其他必需营养素的缺乏。

② 减轻胰岛 B 细胞负荷。合理膳食可减少胰岛 B 细胞的负担并恢复部分功能。

③ 防治并发症。提供适当且充足的营养素，有利于防治糖尿病并发症的发生与发展，提高生活质量，改善整体健康水平。

④ 满足特定营养需求。对于患有 1 型或 2 型糖尿病的儿童青少年患者、妊娠期或哺乳期患者及老年糖尿病患者，应满足其在特定时期的营养需求。

2. 营养需求

合理控制能量摄入：碳水化合物供给量占总能量的 45% ~ 60% 为宜，不宜超过 65%；膳食纤维摄入量 25 ~ 30 g/d；限制脂肪总量（ < 30% 总能量）和胆固醇摄入量（<300 mg/d）；蛋白质占总能量的 10% ~ 20%。为避免引发糖尿病肾病，蛋白质供能不应大于总能量的 20%。若有糖尿病肾病，蛋白质摄入量降至 0.6 ~ 0.7 g/(kg·d)。处于生长发育阶段的儿童患者可按每日 2 ~ 3 g/kg 计算，或按蛋白质摄入量占总热量的 20% 计算。膳食中应提供充足的维生素和矿物质。

（二）膳食制订原则

营养治疗应贯穿于糖尿病防治的所有阶段。

1. 平衡膳食、合理营养

在限制总能量、食物合理搭配的情况下，饮食计划中可以包括患者喜欢的各种食物，食物品种应多样化，以满足机体对各种营养素的需求。

2. 膳食个体化

膳食应因人而异，强调个体化，根据病情特点和血糖、尿糖的变化，结合血脂水平和并发症等因素确定和调整三大供能营养素的比例，可将糖尿病患者的每日饮食分成 7 型（见表4-18），针对不同的糖尿病患者采取饮食分型治疗，同时，在不违背营养原则的条件下，选择的食物与烹调方法应尽量顾及患者的饮食习惯，以提高营养治疗的可操作性和依从性。在烹调方法上多采用蒸、煮、烧、烤、凉拌的方法，避免食用油炸食物。

表 4-18　糖尿病患者的每日饮食分型

分 型	体 征	碳水化合物(%)	蛋白质(%)	脂肪(%)
A	轻型糖尿病	60	16	24
B	血糖、尿糖均高	55	18	27
C	合并高胆固醇	60	18	22
D	合并高甘油三酯	50	20	30
E	合并肾功能不全	66	8	26
F	合并高血压	56	26	18
G	合并多种并发症	58	24	18

3. 合理控制能量摄入

合理控制能量摄入是糖尿病营养管理的首要原则。根据患者的体型和体力活动决定每日能量供给量（见表4-19）。儿童糖尿病患者所需能量可按年龄计算，1岁时每日供给4 180 kJ（1 000 kcal），以后每增加1岁递增418 kJ（100 kcal）。也可以按下列公式计算一日能量：

$$一日能量 = 4\ 180\ kJ(1\ 000\ kcal)+(年龄 - 1)×418\ kJ(100\ kcal)$$

表4-19　成人糖尿病患者每日能量需要推荐量[kJ(kcal)/(kg·d)]

体型	卧床休息	轻度体力劳动	中等体力劳动	重体力劳动
消瘦	105~126(25~30)	126~146(30~35)	146~167(35~40)	188~209(45~50)
正常	83~105(20~25)	105~126(25~30)	126~146(30~35)	146~167(35~40)
肥胖	63~84(15~20)	84~105(20~25)	105~126(25~30)	126~146(30~35)

注：年龄超过50岁，每增加10岁，比规定值酌情减少10%左右。

4. 碳水化合物

碳水化合物供给量占总能量的45%~60%为宜，不宜超过65%。一般成年患者每日碳水化合物摄入量为200~350 g，相当于主食250~400 g。增加粗制谷类、杂粮、干豆等传统低血糖指数食物，有助于改善糖尿病患者的糖脂代谢和控制体重。膳食纤维的摄入量为25~30 g/d，可多摄入富含膳食纤维的全谷类、豆类，多食新鲜绿叶蔬菜，可摄入一定数量的水果。

5. 脂肪

应限制脂肪总量（<30%总能量）和饱和脂肪的摄入，植物性脂肪应占脂肪总摄入量的40%以上。烹调用油每日限量为18~27 g，为2~3汤匙（即20~30 mL）。胆固醇摄入量小于200 mg/d，少食用富含胆固醇的食物，如脑、心、肺、肝等动物内脏及蛋黄等。经常吃海鱼（2次/周）可提供n-3多不饱和脂肪酸，有助于心血管并发症的防治。

6. 蛋白质

在肾功能正常的情况下，糖尿病患者的蛋白质摄入量可与健康人相同，占总能量的10%~20%。高蛋白质饮食可引起肾小球滤过压增高，易引发糖尿病肾病，因此应避免蛋白质供能比大于20%。已确诊糖尿病肾病者，则需将蛋白质摄入量降至0.6~0.7 g/(kg·d)。孕妇、乳母或合并感染、营养不良及消耗性疾病患者应适当放宽对蛋白质的限制，可按每日1.2~1.5 g/kg计算；处于生长发育阶段的儿童患者可按每日2~3 g/kg计算，或按蛋白质摄入量占总热量的20%计算。

7. 维生素和矿物质

糖尿病患者因碳水化合物、脂肪、蛋白质的代谢紊乱会影响其对维生素和矿物质的吸收率，调节维生素和矿物质的平衡有利于糖尿病患者纠正代谢紊乱，防治并发症。应增加抗氧化营养素，如维生素C、维生素E及β-胡萝卜素等的供给，可减少糖尿病患者的氧化应激损伤，维生素B_1、B_2、B_6、B_{12}对糖尿病多发性神经炎有一定的辅助治疗作用。锌、铬等对于促进胰岛素的合成与敏感性有一定的作用。多选用新鲜蔬菜、水果、大豆制品，保证粮谷类及适量动物食品及坚果等，可满足对微量营养素的需要。营养素补充剂有助于补充膳食摄入的不足，提倡糖尿病患者在控制总能量的前提下膳食尽可能多样化，这是预防微量元素缺乏的最根本的办法，并适当搭配营养素补充制剂。

8. 三餐能量分配和餐次安排

三餐能量按 1/3、1/3、1/3 或 1/5、2/5、2/5 的比例分配（见表 4-20）。在体力活动量稳定的情况下，饮食要做到定时、定量。每餐要主、副食搭配，每餐都应该有碳水化合物、蛋白质和脂肪。注射胰岛素或易发生低血糖者，要求在三餐之间加餐，加餐量应从正餐的总量中扣除，做到加餐不加量。不用胰岛素治疗的患者也可酌情采用少食多餐、分散进食的方法，以减轻单次进餐后对胰腺造成的负担。在总能量不变的范围内，适当增加餐次有利于改善糖耐量和预防低血糖的发生。

表 4-20　糖尿病患者的餐次安排及能量分配比例（%）

糖尿病的类型	早餐	上午点心	中餐	下午点心	晚餐	睡前点心
不用药病情稳定者	20		40		40	
或者	33		33		34	
用胰岛素病情稳定者	20		40		30	10
用胰岛素病情多变者	20	10	20	10	30	10
或者	28		28		28	16

（三）食物的选择

血糖生成指数（GI）是表示某种食物升高血糖效应与标准食品（通常是葡萄糖）升高血糖效应之比，表明了人体食用一定食物后会引起多大的血糖反应。一般情况下，血糖生成指数越低的食品对血糖的升高反应就越小。

富含碳水化合物的食物，按照血糖生成指数（GI）的高低来分的话，可分为不同等级：低 GI 食物，GI<55%；中 GI 食物，GI = 55% ~ 70%；高 GI 食物，GI>70%。血糖生成指数高的食物或膳食，表示进入胃肠后消化快、吸收完全，葡萄糖会迅速进入血液；反之则表示在胃肠内停留时间长，释放缓慢，葡萄糖进入血液后峰值低，下降速度慢。无论对健康人还是糖尿病患者来说，保持一个稳定的血糖浓度、没有大的波动才是理想状态。食物的血糖生成指数可作为糖尿病患者选择多糖类食物的参考依据。糖尿病患者配餐时，高 GI 食物每周可以选择 1 次，低 GI 值食物可以每餐选择 1 次。遵照这些规律或原则，对选择食物与设计膳食是有益的。以下列出部分高 GI 和低 GI 食物。

1. 低 GI 食物

① 谷类中未加工或较少加工的粗粮，如整粒、稻麸、硬质小麦粉面条、通心面等，黑米、荞麦、强化蛋白质的面条、玉米面糁等。

② 干豆类及制品，如绿豆、绿豆挂面、蚕豆、豌豆、扁豆、红小扁豆、绿小扁豆、利马豆、鹰嘴豆、青刀豆、黑豆汤、四季豆、黑眼豆等。

③ 薯类，如马铃薯粉条、藕粉、苕粉、魔芋、芋头等。

④ 水果类，如苹果、梨、桃、杏干、李子、樱桃、猕猴桃、柑、抽、葡萄、苹果汁等。

⑤ 种子类，如花生等。

⑥ 乳类及制品，如牛奶、全脂牛奶、脱脂牛奶、奶粉、酸奶、酸乳酪等。

⑦ 其他，如果糖、乳糖等。

2. 高 GI 食物

① 谷类，如小麦粉面条、富强粉馒头、米饭，含直链淀粉低的黏米饭、糙米饭、糯米粥、米饼等。

② 薯类，如土豆泥、煮白（红）薯等。

③ 蔬菜类，如胡萝卜、南瓜等。

④ 水果类，如西瓜等。

⑤ 速食食品，如白面包、即食米饭、面包、饼干等。

⑥ 其他，如蜂蜜、麦芽糖等。

虽然有一些证据表明，脂肪和饮酒可以减低高糖生成，但是脂肪和酒是纯热能食物，无其他营养素，长期饮酒会损害肝脏，易引起高脂血症，故少饮为宜。血糖控制不佳的糖尿病患者不应饮酒。对血糖控制良好的患者允许适当饮酒，计入总能量。

（四）糖尿病食谱制订方案

案例 患者李先生，55 岁，身高 175 cm，体重 88 kg，公务员。属于肥胖、轻度体力劳动者。

1. 食物成分计算法

根据其个人特征确定全日能量供给量，首先根据患者的年龄、性别、身高、体重、体力活动强度等资料，计算出其理想体重为 70 kg，每日能量需要为 20 ~ 25 kcal/(kg·d)。因此每日食谱能量供给量为 70 kg×(20 ~ 25) = 1 400 ~ 1 750 kcal/d(5.86 ~ 7.32 MJ/d)。因为李先生肥胖，而且目前血糖控制不好，故建议能量供给量为 1 400 kcal/d(5.86 MJ/d)。

其他碳水化合物、蛋白质、脂肪供给量在比例范围内取值。以李先生每日能量 1 400 kcal 为例，碳水化合物、蛋白质和脂肪分别占总能量的 55%、18%、27%，即碳水化合物为 (1 400×55%)/4 = 193 g、蛋白质为 (1 400×18%)/4 = 63 g、脂肪为 (1 400×27%)/9 = 42 g。一日的餐次能量分配和食物选择见表 4-21、表 4-22。

表 4-21 案例中糖尿病患者的一日食谱（一）

餐次	食物及用量
早餐	牛奶 220 mL，全麦面包 80 g（全麦面粉 50 g）
午餐	米饭（大米 90 g），芹菜牛肉（芹菜 150 g，牛肉 30 g），鸡蛋菠菜汤（鸡蛋 55 g，菠菜 100 g），烹调油 7 mL
晚餐	荞麦米饭（大米 60 g、荞麦 30 g），肉丝白菜（白菜 150 g，瘦猪肉 30 g），鱼片木耳（草鱼 60 g，黑木耳 10 g），番茄 150 g，烹调油 7 mL

表 4-22　表 4-20 所示食谱的营养素含量

营养素	提供量
能量	1 410 kcal
蛋白质	62.5 g（18%）
脂肪	41 g（26%）
碳水化合物	198 g（56%）

2. 食物交换份法

糖尿病饮食是一种需要计算和称重量的饮食，具体操作比较麻烦，可用食物交换份法快速简便地制作食谱。对案例中患者的膳食，利用食物交换份法配餐如下：

依据前述已知，该患者每天能量需要量为 1 400 kcal。

计算食物交换份数为：1 400÷90 = 15 ~ 16 份

参考"模块二"任务三中的表 2-5 ~ 表 2-13 分配食物，根据患者饮食习惯和嗜好选择并交换食物如下：谷薯类 8 份，蔬菜类 1 份，肉蛋类 3 份，豆乳类 2 份，油脂类 2 份。具体食谱见表 4-23。

表 4-23　案例中糖尿病患者的一日膳食（二）

餐次	食物及用量
早餐	稀饭（粳米 25 g）、蔬菜（炒时蔬 100 g，油 10 g）、牛奶（150 g）
午餐	米饭（粳米 125 g）、清蒸黄花鱼（100 g）、蔬菜（炒时蔬 150 g，油 10 g）
加餐	酸牛奶（100 mL）、苹果（200 g）
晚餐	米饭（粳米 100 g）、胡萝卜烧牛肉（牛肉 50 g、胡萝卜 100 g、油 15 g）、隔水蒸蛋（鸡蛋 50 g）

二、高尿酸血症和痛风病患者的膳食调理

痛风是嘌呤代谢紊乱和（或）尿酸排泄减少所引起的疾病。在超重或肥胖型的中老年人群中发病率较高，男性多于女性，发病原因可分为原发性和继发性两种，原发性主要是核蛋白代谢中嘌呤代谢紊乱导致体内产生过多的尿酸，继发性是由于肾脏功能受损，尿酸排泄减少而引起的血中尿酸增高。

高尿酸血症和痛风病患者的主要膳食目标是控制不发病或降低发病频度。

（一）膳食调理目标

1. 管理目标

痛风病患者的营养治疗目标是尽快终止急性症状，预防急性关节炎的复发；减少并发症的产生或逆转并发症。因此，治疗上既要控制急性痛风性关节炎，也要促使尿酸排泄增加，调节饮食，控制高尿酸血症。

2. 营养需要

在总能量限制的前提下，蛋白质的供能比为 10% ~ 15%，或每公斤理想体重给予 0.8 ~

1.0 g。脂肪供能比小于30%，全日脂肪包括食物中的脂肪及烹调用油在内总量控制在50 g以内。充足的碳水化合物可防止组织分解及产生酮体，供能比应为55%～65%。维生素与微量元素应满足DRIs的要求。

（二）膳食制订的原则

1. 限制总能量

每日每公斤理想体重给予能量20～25 kcal，以维持健康体重。肥胖的痛风病患者，在缓慢稳定地降低体重后，不仅血尿酸水平下降，尿酸清除率和尿酸转换率也会升高，并可减少痛风急性发作的概率。

2. 限制高嘌呤食物

一般人日常膳食摄入嘌呤为600～1 000 mg。在痛风急性发作期，嘌呤摄入量应控制在150 mg/d以内，这对于尽快终止急性痛风性关节炎发作，加强药物疗效均是有利的。在急性发作期，宜选用第一类含嘌呤少的食物，以牛奶及其制品、蛋类、蔬菜、水果、细粮为主。在缓解期，可增选含嘌呤中等量的第二类食物，但应适量，如肉类消费每日不超过120 g，尤其不要在一餐中进食肉类过多。无论是在急性期还是在缓解期，均应避免摄入含嘌呤高的第三类食物，如动物内脏、沙丁鱼、凤尾鱼、小鱼干、牡蛎、蛤蜊、浓肉汁、浓鸡汤及鱼汤、火锅汤等。

3. 减少油脂

高脂肪可影响尿酸排出体外，脂肪也是高能量的营养素，进食过多的油脂易使热量过高，导致肥胖。脂肪供能比应为20%～25%，全日脂肪包括食物中的脂肪及烹调用油在内总量控制在40～50 g。应避免食用肥肉，烹调时应少用动物油。

4. 保证碳水化合物的摄入

充足的碳水化合物可防止组织分解及产生酮体。可选择精白米、精白面粉、各种淀粉制品、精白面包、饼干、馒头、面条等，在供能比的范围内不限制食用量。

5. 建立良好的饮食习惯

暴饮暴食，或一餐中进食大量肉类通常是痛风性关节炎急性发作的诱因。要规律进餐或少食多餐。

6. 多摄入以素食为主的碱性食物

食物含有较多的钠、钾、钙、镁等元素，在体内氧化生成碱性离子，故称为碱性食物。属于此类的食物有各种蔬菜、水果、鲜果汁、马铃薯、甘薯、海藻、紫菜、海带等。增加碱性食物的摄入会使尿液的pH升高，有利于尿酸盐的溶解。西瓜与冬瓜不但属于碱性食物，且有利尿的作用，特别适合痛风病患者。

7. 保证液体入量充足

液体入量充足有利于尿酸排出，预防尿酸肾结石的产生，延缓肾脏进行性损害。每日应饮水2 000 mL以上，约8～10杯，已有肾结石者最好能达到3 000 mL/d，为了防止夜尿浓缩，夜间亦应补充水分。饮料以普通开水、淡茶水、矿泉水、鲜果汁、菜汁、豆浆等为宜。

8. 避免饮酒及乙醇饮料

乙醇代谢会使血乳酸浓度升高，乳酸可抑制肾小管分泌尿酸，使肾脏排泄尿酸的能力降低。酗酒时如伴随饥饿，是痛风急性发作的常见诱因。饮酒过多，会产生大量乙酰辅酶 A，使脂肪酸合成增加，并使甘油三酯进一步升高。啤酒本身含有大量嘌呤，可使血尿酸浓度增高，故痛风病患者应禁酒。

9. 注意药物与营养素之间的关系

痛风病患者不宜使用降低尿酸排泄的药物，其中包括与营养有关的尼克酸、维生素 B_1、维生素 B_2，故除了满足 DRIs 需要外，不宜长期大量补充这些维生素。服用秋水仙碱、丙磺舒等，应避免摄入大剂量的维生素 C；而服用吲哚美辛、保泰松、萘普生抗炎药物时，因它们能降低维生素 C 的水平，故应保证食物中有充足的维生素 C。长期使用抑制尿酸生成的别嘌呤醇，必要时应补充铁。保泰松有滞留钠、水的作用，故饮食中应限制钠盐。

10. 注意烹调方法

少用刺激性调味品，肉类煮后弃汤可减少嘌呤含量，食物应清淡少盐。

（三）食物的选择

食物按嘌呤含量分为三类，即含嘌呤较少、较高和不能食用的食物，可在选择食物时参考。选择时可不必计较其绝对嘌呤含量。

1. 宜食用的食物

含嘌呤较少，100 g 含量小于 50 mg。

① 谷薯类：大米、米粉、小米、糯米、大麦、小麦、荞麦、富强粉、面粉、通心粉、挂面、面条、面包、馒头、麦片、白薯、马铃薯、芋头。

② 蔬菜类：白菜、卷心菜、芥菜、芹菜、青菜叶、空心菜、芥蓝菜、茼蒿菜、韭菜、黄瓜、苦瓜、冬瓜、南瓜、丝瓜、西葫芦、菜花、茄子、豆芽菜、青椒、萝卜、胡萝卜、洋葱、番茄、莴苣、泡菜、咸菜、葱、姜、蒜头、荸荠。

③ 水果类：橙、橘、苹果、梨、桃、西瓜、哈密瓜、香蕉、果汁、果冻、果干、糖、糖浆、果酱。

④ 乳类：鸡蛋、鸭蛋、皮蛋、牛奶、奶粉、起司、酸奶、炼乳。

⑤ 坚果及其他：瓜子、杏仁、栗子、莲子、花生、核桃仁、花生酱、枸杞、茶、咖啡、碳酸氢钠、巧克力、可可、油脂（在限量中使用）、猪血、猪皮、海参、海蜇皮、海藻、红枣、葡萄干、木耳、蜂蜜。

2. 可适量食用的食物

以下食物含嘌呤较高，100 g 含 50～150 mg 嘌呤。应限量使用，每周 2～4 次，每次不超过 100 g。

① 豆类和谷胚糠：米糠、麦麸、麦胚、粗粮、绿豆、红豆、花豆、豌豆、菜豆、豆腐干、豆腐、青豆、豌豆、黑豆。

② 肉类：猪肉、牛肉、小牛肉、羊肉、鸡肉、兔肉、鸭、鹅、鸽、火鸡、火腿、牛舌。

③ 海产类：鳝鱼、鳗鱼、鲤鱼、草鱼、鳕鱼、蛙鱼、黑鲳鱼、大比目鱼、鱼丸、虾、龙虾、乌贼、螃蟹、鲜蘑、芦笋、四季豆、鲜豌豆、昆布、菠菜。

3. 禁食用的食物

此类食物嘌呤含量高，100 g 食物中嘌呤含量达 150～1 000 mg。

① 动物内脏类：猪肝、牛肝、牛肾、猪小肠、脑、胰脏。

② 某些鱼类：白带鱼、白鲇鱼、沙丁鱼、凤尾鱼、鲢鱼、鲱鱼、小鱼干、牡蛎、蛤蜊。

③ 肉汁等：浓肉汁、浓鸡汤及肉汤、火锅汤、酵母粉。

（四）高尿酸及痛风病患者的食谱制订方案

无论是在急性期还是缓解期，膳食的基本原则均是应避免含嘌呤高的第三类食物，如动物内脏、沙丁鱼、凤尾鱼、小鱼干、牡蛎、蛤蜊、浓肉汁、浓鸡汤及鱼汤、火锅汤等。

缓解期的基本原则是：增选含嘌呤中等量的第二类食物，肉类消费每日不超过 120 g，尤其不要在一餐中进食肉类过多。

案例　急性期患者，女性，超重。

食谱的基本原则：直选用第一类含嘌呤少的食物，以牛奶、鸡蛋为优质蛋白质的主要来源，蔬菜 500 g、水果 200 g，以细粮为主。为案例中患者设计的一日食谱如表 4-24、表 4-25 所示。

表 4-24　案例中的患者痛风性关节炎急性发作时的一日食谱

餐次	食物和用量
早餐	牛奶 200 mL、白面包 1 个（面粉 50 g）、鸡蛋 1 个、苹果 150 g
午餐	西红柿炒鸡蛋（西红柿 200 g，鸡蛋 1 个）、拌黄瓜（200 g）、米饭（米 100 g）、酸奶 120 g
加餐	柑橘 1 个（柑橘 150 g）
晚餐	白菜 150 g，熟鸡肉 30 g（弃鸡汤），煮面条 100 g
全天饮水（茶水或白开水）2 000～3 000 mL	

表 4-25　表 4-23 所示食谱的营养素含量

营养素	摄入量
能量	1 629 kcal
蛋白质	56 g（13.8%）
脂肪	45 g（24.8%）
碳水化合物	250 g（61.2%）
嘌呤	67 mg

上述食谱的能量和供能比合理，嘌呤含量较低，可满足案例中患者的低嘌呤膳食要求。

【小　结】

近年来，随着生物医学的发展和对疾病发病机制和机理的深入认识，人们发现营养代谢异常失衡是一种慢性代谢性疾病，属于单基因遗传疾病，也是急性病的重要致病因素，而相应的营养干预能有效地预防和控制相关疾病的发生，减缓疾病的进展，这充分说明了营养因素对疾病预防控制的作用和价值。精准医学是今后国际医疗行业的发展方向，精准营养作为精准医学的重要分支，日益受到营养学界的广泛关注。精准营养旨在考察个体遗传背景、生活特征（膳食、运动、生活习惯等）、代谢指征、肠道微生物特征和生理状态（营养素水平、疾病状态等）因素的基础上，进行安全、高效的个体化营养干预，以达到维持机体健康、有效预防和控制疾病发生发展的目的。精准营养干预的实施离不开对个体营养需求的精准化衡量、发现监测营养水平的灵敏标记物和检测手段、发展精准的治疗方案和干预措施等过程和阶段。目前临床研究发现，多种类型的单基因遗传病和复杂的多种因素导致的急性或慢性代谢性疾病患者大多可以通过精准化的营养干预达到有效地控制病情进展、改善治疗效果的目的。同时，普通人群则由于生活习惯、膳食因素、生理状态、环境暴露和遗传特征等的差别，对营养存在个体化的需求，同样需要精准的营养干预，以达到保障健康、有效预防疾病的目的。因此，精准营养势必成为精准医学时代下的营养科学和疾病预防科学的重要发展方向。

复习思考题

1. 采用食物交换份法为一位男性糖尿病患者编制营养食谱。

具体情况：男性患者，35 岁，身高 171 cm，体重 80 kg，办公室工作，单纯糖尿病，无任何并发症，单纯饮食控制。

模块五　实验实训

实训一　膳食评价（一日营养餐的评价）

一、目的与要求

1. 熟练的应用 DRIs 表对某一日营养餐进行评价。
2. 掌握一日营养餐评价的基本方法与步骤。

二、原理与论据

1.《中国居民膳食营养素参考摄入量（DRIS）》。
2.《中国居民膳食指南（2016）》与《中国居民平衡膳食宝塔（2016）》。
3.《中国食物成分表》（2004）。
4. 营养平衡理论：理论基础是《中国居民膳食营养素参考摄入量》。
① 三大产热营养素的供能比例平衡。
② 三餐分配比例平衡。
③ 优质蛋白质与植物蛋白质的平衡。
④ 各类脂肪酸之间的平衡。

三、膳食评价的方法与步骤

1. 评价的主要项目

① 膳食结构是否合理（评价依据：《中国居民平衡膳食宝塔》（2016））。
② 能量及营养素的摄入量是否合理（评价依据：DRIS）。
③ 三餐分配比例是否合理（评价依据：早餐能量占全天能量的 30%，午餐能量占全天能量的 40%，晚餐能量占全天能量的 30%）。
④ 三大产热营养素的供能比例是否合理（评价依据：蛋白质供能比 10%～15%，脂肪供能比 20%～30%，碳水化合物供能比 55%～65%）。
⑤ 优质蛋白质与植物蛋白质的比例是否合理（评价依据：优质蛋白质占总蛋白质的比例大于三分之一）。
⑥ 植物油脂与动物油脂的比例是否合理（评价依据：植物油脂：动物油脂=1）。

2. 应用举例

假设自己一日三餐的食谱情况如下：

早餐：馒头 100 g，牛奶 250 mL，鸡蛋 50 g，苹果 100 g。

午餐：米饭 200 g，瘦猪肉烧胡萝卜（瘦猪肉 100 g，胡萝卜 100 g，花生油 10 g），盐水菠菜 200 g，食盐 4 g。

晚餐：花卷 200 g，番茄炒蛋（鸡蛋 60 g，番茄 200 g），水豆腐烩滑鸡（鸡肉 50 g，水豆腐 25 g，花生油 5 g，食盐 2 g）。

① 依据《食物成分表》，将自己一日三餐摄入的能量和营养素填入下表：

早餐食物营养成分计算表

食物名称	数量 (g)	热量 (kcal)	蛋白质 (g)	脂肪 (g)	糖 (g)	V_{B1} (mg)	V_{B2} (mg)	V_C (mg)	钙 (mg)	钠 (mg)
牛奶										
鸡蛋										
馒头										
苹果										
合计										

午餐食物营养成分计算表

食物名称	数量 (g)	热量 (kcal)	蛋白质 (g)	脂肪 (g)	糖 (g)	V_{B1} (mg)	V_{B2} (mg)	V_C (mg)	钙 (mg)	钠 (mg)
米饭										
瘦猪肉										
胡萝卜										
花生油										
菠菜										
食盐										
合计										

晚餐食物营养成分计算表

食物名称	数量 (g)	热量 (kcal)	蛋白质 (g)	脂肪 (g)	糖 (g)	V_{B1} (mg)	V_{B2} (mg)	V_C (mg)	钙 (mg)	钠 (mg)
花卷										
鸡蛋										
番茄										
鸡肉										
水豆腐										
花生油										
食盐										
合计										

② 根据《中国居民膳食指南（2016）》的原则对上述膳食的营养成分进行评价：

食物用量和结构评价

食物种类	摄入重量（折算后）	参考摄入量
粮谷类		
畜禽肉		
鸡蛋		
蔬菜水果		
牛奶		
豆类及制品		
食用油		
盐类		
评价结论及改进建议：		

注：100 g 熟米饭由 43 g 生米做成，100 g 馒头或 100 g 花卷均由 70 g 面粉制成。

对能量及营养素的摄入量进行评价

营养素	能量(kcal)	蛋白质(g)	碳水化合物(g)	脂肪(g)	V_{B1}(mg)	V_{B2}(mg)	V_C(mg)	钙(g)	钠(g)
DRIs 量									
实际摄入量									
比率									
合理情况									
评价结论及改进建议：									

注：① 比率 = 实际摄入量÷推荐摄入量×100%；② 合理情况填写（偏高/偏低/合理）。

对三餐能量供能比进行评价

每餐能量	早餐（%）	午餐（%）	晚餐（%）
《中国居民膳食指南（2016）》			
实际			
合理情况			
评价结论及改进建议：			

注：① 比率 = 实际摄入量÷推荐摄入量×100%；② 合理情况填写（偏高/偏低/合理）。

③ 对三大营养素供能比进行评价：

    A.《中国居民膳食指南（2016）》中建议三种产能营养素的供能分配比是：

        蛋白质是_____%；碳水化合物是_____ %；脂肪是 _____%。

    B. 实际上三种产能营养素的供能分配比是：

        蛋白质提供的能量是_____kcal，占总能量的_____ %；

        碳水化合物提供的能量是_____ kcal，占总能量的_____ %；

        脂肪提供的能量是_____kcal；占总能量的_____ %。

    C. 评价结论及改进建议：

④ 主要营养（优质蛋白质、植物性脂肪）来源的合理性分析评价：

    A. 总蛋白质的量是_____g，其中优质蛋白质的量是_____g，一般蛋白质的量是_____g，优质蛋白质占总蛋白质的比例是_____，评价结论：_____（合理 / 不合理）。

    B. 总脂肪的量是_____g，其中植物性脂肪的量是_____g，动物性脂肪的量是_____g，两者比例是_____，评价结论：_____（合理 / 不合理）。

    C. 改进建议：

实训二　成年人一日食谱的编制

一、目的和要求

1. 正确运用已学的普通人群食谱设计原则、我国现行的《中国居民膳食指南（2016）》《中国居民平衡膳食宝塔（2016）》《中国居民膳食营养素参考摄入量》和《食物成分表》，掌握膳食编制的基本原则和方法。

2. 要求：完成适合成年人的一日合理膳食食谱的编制。

3. 食谱编制后，选出一餐按主、副食的品种、数量和烹调方法进行配餐制作。

二、原理与论据

1.《中国居民膳食营养素参考摄入量（DRIs）》。

2.《中国居民膳食指南（2016）》《中国居民平衡膳食宝塔（2016）》。

3.《食物成分表》。

4. 营养平衡理论：

    ① 膳食中三种宏量营养素需要保持一定的比例平衡；

    ② 膳食中优质蛋白质与一般蛋白质保持一定的比例；

    ③ 饱和脂肪酸、单不饱和脂肪酸和多不饱和脂肪酸之间的平衡。

5. 根据某一特定人群的生理特点与营养需要。

6. 科学配餐的要求：

　① 符合平衡膳食原则。

　② 讲究美食与传统饮食习惯相结合的原则。

　③ 注意食物多样化的原则。

　④ 营养素与热量定量适宜原则。

三、营养食谱的设计步骤

1. 判断体型，计算全日能量供给量

查表法：根据用餐对象的年龄、性别、劳动强度（职业、工作性质）查表确定。（考试）

计算法：根据实际体重、个体营养状况（正常、胖、瘦）（评估）、劳动强度。按照单位体重的能量（kcal/kg）需要进行计算确定。

① 根据成人身高，计算其标准体重。

② 根据成人的体质指数（BMI）判断其体型属于正常、肥胖还是消瘦（参见表 2-3）。

③ 了解就餐成人的体力活动情况确定能量供给（参见表 2-4），可以通过查表或计算得出全日能量供给量。

$$全日能量供给量（kcal）= 标准体重×标准体重能量需要量（kcal/kg）$$

2. 计算全天蛋白质、脂肪、碳水化合物的总需要量

① 确定三大营养素的供能比（基础理论知识）：蛋白质 10%～15%；脂肪 20%～30%；碳水化合物 55%～65%。

② 计算三大营养素应提供的能量。公式：

$$三大营养素提供的能量 = 总能量(已知)×供能比$$

③ 计算三大营养素的每日需要量（用于下一步的计算和食谱的总体评价）：三大营养素提供的能量（上述计算已知）；三大营养素的产能系数（基础知识已知）。公式：

$$三大营养素每日需要量 = 三大营养素每日提供的能量÷产能系数$$

3. 计算三大营养素的三餐分配量（用于下一步确定主副食的量）

一般三餐的营养分配早、中、晚为 30%、40%、30%。（基础理论知识已知）

4. 主食和副食品种的确定

一般主食和副食的品种根据日常生活知识（饮食习惯）和营养知识的要求来确定。

① 一般早餐的品种包括：牛奶、豆浆、稀饭、馒头、包子（蒸）、面包（烤）、炒粉、肠粉、小菜（青菜、榨菜、煮黄豆）、鸡蛋（煮、煎）、面条（炒、煮）、粉条（煮、炒）等。

一般早餐的选择原则：干湿结合，荤素结合，品种多样（2～4 种）。

一般午、晚餐的主食是米饭、面食（粮谷类）。

一般午、晚餐的副食包括：鱼、肉、蛋类、青菜（分别计算，组合烹调）。

一般午、晚餐主食的选择原则：品种多样，粗细结合。

一般午、晚餐副食的选择原则：品种多样，荤素结合，干稀结合，避免重复。

5. 主食和副食数量的确定

（1）主食量的确定：

一般按餐次分别以碳水化合物的需要量确定主食量。

主食量 = 碳水化合物的需要量×供能比(2 种主食)÷主食的碳水化合物含量

(查《食物成分表》可知)

（2）副食量的确定：

副食量一般以蛋白质的需要量来确定。

① 确定早餐、午餐、晚餐的蛋白质含量。

② 计算主食蛋白质的量。主食蛋白质的供给量 = 主食的量×主食的蛋白质含量。

③ 确定副食蛋白质的供给量：副食蛋白质的供给量 = 餐次蛋白质总量 – 主食蛋白质供给量。

④ 设定各种副食的蛋白质供给比例（根据营养学知识或经验人为设定）：由于蔬菜类蛋白质含量低,计算过程中可以先忽略不计,只对动物性食品和豆类食品的蛋白质进行计算。一般设定蛋白质供给比例为：动物性食品供给比例为 2/3，豆类食品供给比例为 1/3。

6. 确定纯能量食品的量（烹调用油的量）

植物油的用量 = 总脂肪量 – 食物中的脂肪含量

7. 食谱的初步确定

食物搭配和烹调方法的确定。

8. 食谱的计算（复核）

食谱初步制订后, 应根据《食物成分表》对食谱进行营养素计算。（有条件的个人或单位可用计算机软件进行营养素计算）

9. 食谱的评价

食谱的评价应包括：

① 食物多样化评价：食谱中食物的种类是否包括五大类食物。

② 食物量的评价：与《中国居民平衡膳食宝塔（2016）》中的推荐量相比较。

③ 能量和营养素摄入量的评价：将食谱的能量和营养素计算结果与《中国居民膳食营养素参考摄入量》进行比较, 一般在相差 10% 的范围内可认为能量和营养素符合要求；否则应增加或减少食物的品种和数量。

④ 三餐的能量摄入分配评价（尤其是早餐的能量和蛋白质供给是否达到要求）。

⑤ 蛋白质来源的评价（优质蛋白质的比例）。

⑥ 三大营养素供能比的评价。

10. 食谱的调整

根据食谱的评价结果对食谱中的食物的品种和数量进行调整。

四、成年人食谱编制作业

男性教师，年龄 40 岁，身高 175 cm，体重 80 kg，试用计算法制订其一日食谱。

要求：产能营养素占总能量比为碳水化合物 63%、蛋白质 12%、脂肪 25%；餐次分配比，早、中、晚各为 30%、40%、30%。

实训三　集体食谱的编制

一、集体食谱编制的关键点

集体就餐对象的能量供给量标准可以以就餐人群的基本情况或平均数值为依据，包括人员的平均年龄、平均体重以及 80% 以上就餐人员的活动强度。如 80% 以上的就餐人员为中等体力活动的男性，则每日所需能量供给量标准为 11.29 MJ（2 700 kcal）。

二、幼儿园的营养配餐与食谱编制

（一）幼儿园营养配餐的原则

1. 保证营养平衡

应保证幼儿的生理需要和生长发育需要。

2. 合理的膳食制度

幼儿园的膳食以三餐两点制为宜。

一般早餐能量占全日总能量的 20%，早点约 10%；午餐约占全日总能量的 30%，午点约占 10%；晚餐约占全日总能量的 30%，晚餐宜清淡。

3. 合理搭配各种食物

在食谱编制的过程中，选择食物要尽量做到多样化，一周内菜式、点心尽可能不重复。食物之间的搭配要合理，食物宜粗细搭配、粗粮细作、荤素搭配、色彩搭配，食物宜清淡少盐。

4. 联系市场供应的实际

在进行营养配餐的过程中，食物的选择必须联系市场的供应实际，选择市场上方便购买并且价格适宜的食品。

5. 选择合适的食物加工、烹调方法

需要根据幼儿的生长发育特点和幼儿的食物喜好，选择合适的食物加工、烹调方式。要经常变换烹调方法，并注意食物的色彩搭配和食物的造型，以增加幼儿对食物的兴趣。

（二）幼儿园食谱的制订

幼儿园的儿童一般年龄为 2 ~ 6 岁，由于不同年龄的儿童对营养需要的差异较大，为了使营养配餐能满足不同年龄幼儿的营养需要，幼儿园的营养配餐一般需要分班（分年龄）制

订食谱。按同一年龄分班后幼儿的营养素需要量是一个平均的数据。

假如某幼儿园小班（2～3岁）共30人，其中男孩有18人，女孩有12人。以该班为例，食谱制订的步骤如下：

1. 确定某一年龄儿童的人均每日能量供给量目标

以《中国居民膳食营养素参考摄入量》来确定某一年龄段的儿童的能量参考摄入量。

查表可知，该年龄的儿童能量需要量为男孩 1 200 kcal、女孩 1 150 kcal。该班的人均能量供给量目标为：(1 200×18 + 1150×12)÷30 = 1 180（kcal）。

2. 确定每日人均三大营养素供给量目标

查表可知 2～3 岁幼儿的蛋白质需要量（不分男女）为 40 g。

脂肪的供能比为 30%～35%，以 30% 计算则脂肪的供给量为：1 180×30%÷9 = 39（g）。

碳水化合物的供给量为：(1 180 – 40×4 – 1 180×30%)÷4 = 166（g）。

3. 计算三大营养素的各餐点分配量

幼儿园的膳食一般为三餐两点制。一般早餐能量占全日总能量的 20%，早点约 10%；午餐约占 30 %、午点约占 10%；晚餐约 30%。

该班各餐点的三大营养素供给量为：

早餐（20%）：蛋白质 = 40×20% = 8（g）；脂肪 = 39×20% = 7.8（g）
  碳水化合物 = 166×20% = 33（g）

早点和午点（10%）：蛋白质 = 40×10% = 4（g）；脂肪 = 39×10% = 3.9（g）
  碳水化合物 = 166×10% = 16.6（g）

午餐和晚餐（30%）：蛋白质 = 40×30% = 12（g）；脂肪 = 39×30% = 11.7（g）
  碳水化合物 = 166×30% = 50（g）

4. 主食和副食品种的确定

一般来说，主食和副食的品种应根据饮食习惯、市场供应情况和营养知识要求来确定。在对幼儿园配餐的过程中，应特别注意对儿童健康饮食行为习惯的培养。有研究表明，一个人的饮食习惯是在儿童少年时期发展和形成的。要充分发挥幼儿集体进餐过程中同伴的影响作用，让幼儿体验各种食物并培养幼儿对各种食物的兴趣，避免形成偏食、挑食的饮食习惯。

一般的早餐选择原则是：干湿结合，荤素结合，品种多样。

一般的午、晚餐主食的选择原则是：品种多样，粗细结合。

一般的午、晚餐副食的选择原则是：品种多样、荤素结合、干稀结合、避免重复。

假设该幼儿园小班的一日食谱品种确定为：

早餐：馒头、牛奶。

早点：花卷、苹果。

午餐：大米饭、蒸肉饼（硬五花肉）、炒菜心。

午点：瘦肉稀饭。

晚餐：大米饭、西红柿炒鸡蛋。

5．主食和副食数量的确定

（1）主食数量的确定：

一般以碳水化合物的需要量来确定主食量。如果选择的主食品种包括两种或两种以上，则需要进一步确定每种主食提供的碳水化合物的比例（一般以"百分比"表示）。

主食需要量的计算公式：

各餐主食需要量＝各餐碳水化合物的需要量×食品的供应比例÷食物中碳水化合物的含量

（2）副食数量的确定：

副食数量的确定一般以需要由副食提供的蛋白质需要量确定。当主食的数量确定以后，主食提供的蛋白质数量可以通过计算得知。由于蔬菜和水果类食品的蛋白质含量低，而且吸收利用率也低，在计算过程中可将其忽略不计，只计算副食中的动物性食品和豆类食品的蛋白质含量。

副食数量按以下几个步骤进行计算：

① 计算主食提供的蛋白质的量：

主食提供的蛋白质的量＝主食量×主食的蛋白质含量

② 计算应由副食供给的蛋白质的量：

副食供给的蛋白质的量＝餐次蛋白质需要量－餐次主食提供的蛋白质的量

③ 设定各种副食的蛋白质供给比例：

如果选择的副食品种包括两种或两种以上，则需要进一步确定每种副食提供蛋白质的比例（一般以"几分之几"表示）。

每种副食提供的蛋白质的比例是根据工作经验确定的，如果确定的比例不合适，往往造成计算的定量不符合个人的日常进食量。

④ 选择蔬菜的品种和数量。蔬菜的品种和数量由市场的供应情况、传统配菜的需要、幼儿日常进食量等要求确定。

＊ 早餐主、副食数量的确定：

该幼儿园小班的人均早餐需要碳水化合物的量为 33 g，以馒头为主食，查表可知馒头的碳水化合物含量为 47%，则：

馒头需要量＝33÷47%＝70 g

查表可知馒头的蛋白质含量为 7.0%，则：

馒头的蛋白质供给量＝70×7.0%＝5（g）

早餐蛋白质的需要量为 8 g，需要由牛奶供给的蛋白为：8－5＝3 g。

查表可知牛奶的蛋白质含量为 3.0%，则：

牛奶的需要量＝3÷3.0%＝100（g）

＊ 午餐、晚餐的主副食数量的确定：

该幼儿园小班的人均午餐和晚餐需要碳水化合物的量为 50 g，以米饭为主食，查表可知米饭的碳水化合物含量为 25.9%，则：

米饭需要量＝50÷25.9%＝193（g）

查表可知米饭的蛋白质含量为 2.6%，则：

$$米饭的蛋白质供给量 = 193×2.6\% = 5（g）$$

早点和午点的碳水化合物的需要量为 16.6 g，查表可知花卷的碳水化合物含量为 45.6%，则：

$$花卷的需要量 = 16.6÷45.6\% = 36（g）$$

查表可知大米粥的碳水化合物含量为 9.9%，则：

$$大米粥的需要量 = 16.6÷9.9\% = 168（g）$$

午餐的蛋白质需要量为 12 g。午餐的动物性副食为五花肉，则需要由五花肉提供的蛋白质为：12 – 5 = 7（g）。查表可知五花肉的蛋白质含量为 13.6%。则：

$$五花肉的需要量 = 7÷13.6\% = 51（g）$$

午点的蛋白质需要量为 4 g，瘦肉的蛋白质含量为 20.3%，则：

$$瘦肉的需要量 = 4÷20.3\% = 20（g）$$

晚餐的动物性副食为鸡蛋，则需要由鸡蛋提供的蛋白质为：12 – 5 = 7 g。
查表可知鸡蛋的蛋白质含量为 13.3%。则鸡蛋的需要量为：7÷13.3 % = 53（g）。
设定午餐和晚餐的蔬菜分别为菜心和西红柿，数量分别为 100 g。

6. 确定烹调用油的数量

我国居民的脂肪需要量一般由日常食品和烹调用油共同提供。烹调用油的数量可以由全日的脂肪需要量减去食品中的脂肪量来计算确定。为了使膳食中脂肪酸的构成更加合理，提倡使用植物油作为烹调用油。

$$烹调用油的量 = 总脂肪需要量 – 食物中的脂肪含量$$

该幼儿园小班的人均需要脂肪量为 39 g。

查表可知馒头的脂肪含量为 1.1%，馒头的食用量为 70 g，则：

$$馒头提供的脂肪量 = 70×1.1\% = 0.8（g）$$

查表可知牛奶的脂肪含量为 3.2%，牛奶的食用量为 100 g，则：

$$牛奶提供的脂肪量 = 100×3.2\% = 3.2（g）$$

查表可知花卷的脂肪含量为 1.0%，花卷的食用量为 36 g，则：

$$花卷提供的脂肪量 = 36×1.0\% = 0.36（g）$$

查表可知五花肉（硬）的脂肪含量为 30.6%，五花肉（硬）的食用量为 51 g，则：

$$五花肉（硬）提供的脂肪量 = 51×30.6\% = 15.6（g）$$

查表可知瘦肉的脂肪含量为 6.2%，瘦肉的食用量为 20 g，则：

$$瘦肉提供的脂肪量 = 20×6.2\% = 1.2（g）$$

查表可知大米粥的脂肪含量为 0.9%，大米粥的食用量为 168 g，则：

$$大米粥提供的脂肪量 = 168×0.9\% = 1.5（g）$$

查表可知米饭的脂肪含量为 0.8%，米饭的食用量为 384 g，则：

$$米饭提供的脂肪量 = 384×0.8\% = 3.1（g）$$

查表可知鸡蛋的脂肪含量为 8.8%，鸡蛋的食用量为 53 g，则：

$$鸡蛋提供的脂肪量 = 53×8.8\% = 4.7（g）$$
$$全日烹调用油的需要量 = 39 - 0.8 - 3.2 - 0.36 - 15.6 - 1.2 - 1.5 - 3.1 - 4.7$$
$$= 8.5\ g$$

午餐和晚餐的烹调用油分别约为 4 g，午点约为 0.5 g。

7. 食谱的初步确定

该幼儿园小班的人均食谱为：

早餐：馒头 70 g（1 只小馒头），牛奶 100 mL。

早点：花卷 36 g，苹果 50 g。

午餐：米饭 192 g、蒸肉饼（五花肉）51 g，蒜茸炒菜心 100 g。

午点：肉粥 168 g。

晚餐：米饭 192 g，西红柿炒鸡蛋（鸡蛋 53 g，西红柿 100 g）。

午餐和晚餐的烹调用油分别约为 4 g。

8. 应用食物交换份法制订一周的食谱

此处略（可参照个人食谱编制部分的内容）。

9. 食谱营养成分的（复核）计算

食谱初步确定后，应根据《食物成分表》对食谱进行营养素的复核计算。有条件的个人或单位可应用相关计算机软件进行营养素的复核计算。

10. 食谱的评价

此处略（可参照个人食谱编制部分的内容）。

11. 食谱的调整

根据食谱的评价结果对食谱中的食物的品种、数量以及搭配进行调整。

在实际应用中，可将计算法与食物交换份法结合使用。首先用计算法确定一日食谱，然后以一日食谱为基础，可根据食用者的饮食习惯、市场供应情况等因素，用等量食物交换份法编排一周或一个月的食谱，即在同一类食物中更换品种和烹调方法，编排一周食谱或一个月的食谱。

（三）幼儿园食物采购计划的制订

1. 确定各年龄儿童每日各餐每份食物的种类和数量

上述食谱已计算。

2. 确定各年龄儿童的每餐就餐人数

由幼儿管理办公室提出各年龄儿童的人数。

3. 确定食物采购的种类和数量

因为上述计算的食物量为可食部分的量，市场采购的食物为市品的重量，可食部分的量应折算为市品的重量。则食物采购量可按下面公式计算：

食物的采购量 = (每份的数量×就餐人次)÷食物可食用部分(%)

三、集体食谱编制作业

某处有工作人员共 60 名（男女各 30 人，年龄为 35～50 岁，中等体力活动），在集体食堂用餐，根据下列食物为其编制一日食谱：小麦粉、粳米、糯米、红枣、豆腐干、内酯豆腐、豆浆、牛肉、鸡肝、鸡蛋、茼蒿菜、番茄、冬笋、香菇、蜜橘、花生油及各种调料。

要求：

① 计算平均能量需要与三餐能量分配；

② 计算主食数量；

③ 按提供的食物安排副食种类及数量；

④ 列出三餐食谱；

⑤ 对该份膳食的食物搭配进行营养评价；如不能满足要求，尚须增减那种食物最为适宜？

实训四 糖尿病患者饮食治疗方案的制订

一、糖尿病患者饮食治疗方案的首要原则

糖尿病患者饮食治疗方案的首要原则是控制能量的摄入。应根据病情、血糖、尿糖、年龄、性别、身高、体重、劳动强度、活动量大小及有无并发症等因素，确定所需摄入的能量，达到既能维持正常生理所需，又不会使血糖升高，同时能维持生长发育并能抵抗外界疾病的目的。总能量的标准以达到或维持理想体重为准。

因此，确定糖尿病患者的每日能量需要量至关重要。

二、饮食治疗方案的制订步骤

（一）测量身高、体重确定体型

1. 计算标准体重

身高高于 165 cm：　　标准体重(kg)=身高(cm) − 100

身高低于 165 cm：　　（女）标准体重(kg)=身高(cm) − 100

　　　　　　　　　　　（男）标准体重(kg)=身高(cm) − 105

高（低）于标准体重 20% 为肥胖（消瘦）。

2. 确定肥胖度（BMI）

体重指数(BMI)=真实体重(kg)/身高(m)^2

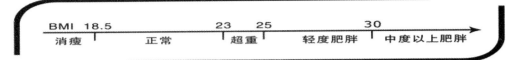

（二）根据体型和劳动强度计算全日总热量

1. 成人糖尿病患者每日所需总热量计算

全日总热量的计算公式如下：

每日所需热量(kcal)=理想体重×每千克体重所需热量(kcal/(kg·d))

每千克体重所需的热量依据体型、活动强度查表4-19得到。

举例　某患者体重60kg，BMI22，轻度体力劳动，则：

所需总热量=60 kg×30 kcal/(kg·d)=1 800 kcal/d

2. 青少年糖尿病患者每日所需总热量计算（见表1）

表1　青少年糖尿病患者每日所需总热量计算表

年龄(岁)	每天所需热量(kcal/d)
<11	1000+年龄×100
12～15	女：1000+年龄×100
	男：1000+年龄×200
>15	计算方法同成人

（三）饮食中糖类、脂肪、蛋白质三大营养素分配

饮食分型治疗：根据病情特点及血糖、尿糖变化，结合常见并发症，将糖尿病患者的每日饮食分成7型，参见表4-18。

1. 三餐能量分配和餐次安排（参见表4-20）

2. 按食物交换份法制订食谱（参见表2-5～表2-13）

举例　患者，男性，53岁，身高172 cm，体重85 kg。职业：会计。确诊2型糖尿病6年。目前采用胰岛素加饮食治疗，未出现明显并发症。

（1）计算标准体重

标准体重：170－100=70（kg），实际体重85 kg，比标准体重超出20%。

体重指数(BMI)=85(kg)÷1.72^2=28.7，属于轻度肥胖；会计属轻度体力劳动。

（2）计算每日所需总热量

按照成人糖尿病热量供给标准表4-19，该患者每日每千克体重所需热量为20～25 kcal/(kg·d)，因为该患者属于轻度肥胖，因此确定该患者每千克体重所需热量为25 kcal/(kg·d)，所以该患者全天所需总热量为：70×25=1 750 kcal。

（3）计算每日所需食物交换份份数

$$1\ 750÷90=19.5\ 份$$

（4）确定饮食中糖类、脂肪、蛋白质三大营养素分配

因为该患者病情稳定、未出现明显并发症，因此可按照表4-18对三大营养素进行分配，并适当调整。

（5）分配食物交换份

全天需谷类11份，蔬菜水果1份，肉蛋类4份，奶豆类2份，油脂1.5份。

（6）餐次确定

因为该患者病情稳定、未出现明显并发症，确定餐次供能比为：早20%，午40%，晚30%，晚点10%。将食物交换份19.5份分配为：早上3.9份，中午7.8份，晚餐5.85份，晚点1.95份。

（7）制订饮食计划

早餐：1.9份谷薯类、1份蛋、1份奶制品。

中餐：4.55份谷薯、2份肉、0.25份蔬菜、1份油脂。

晚餐：3.55份谷薯、1份肉、 0.55份豆制品、0.25份蔬菜、0.5份油脂。

晚点：1份谷薯、0.45份豆制品、0.5份水果。

（8）食谱编制

参考各种食物的等值交换表将该患者的食谱编制如下：

餐次	食物名称	原料	质量	交换份
早餐	牛奶	牛奶	160 g	1.5
	煮鸡蛋	鸡蛋	60	1
	煮玉米	鲜玉米	180 g	0.9
	馒头	馒头	35	1
中餐	杂粮米饭	大米	75	3
		红豆	25	1
		土豆	55	0.55
	冬瓜烧排骨	带骨排骨	100	2
		冬瓜	125	0.25
		色拉油	10	1
晚餐	大米饭	大米	88.75	3.55
	鱼肉豆腐汤	鲫鱼	100	1
		北豆腐	55	0.55
		小白菜	125	0.25
		色拉油	5	0.5
晚点	小米粥	小米	25	1
	豆腐干	豆腐干	22.5	0.45
	苹果	苹果	100	0.5

（9）食谱调整

根据以上步骤设计出营养食谱后，还应对该食谱进行评价，以确定编制的食谱是否科学合理。应参照食物成分表初步核算该食谱提供的能量，达到标准的 90% 为正常，并将其他营养素的含量与 DRIs 进行比较，达到标准的 80% 以上可认为合乎要求，否则要增减或更换食品的种类或数量。

三、糖尿病食谱编制作业

男性糖尿病患者，65 岁，身高 170 cm，体重 80 kg，从事办公室工作（轻度体力劳动），不用药病情稳定，血糖和尿糖均增高，平时食量中等，单纯饮食治疗。餐次分配比，主食量按早 1/5、午 2/5、晚 2/5 分配于三餐，试用"食品交换份法"为其编制一日食谱，应符合糖尿病膳食原则，并总结其特点。

参考文献

[1] 向芳，胡国勤，韩琳琳，等. 老年人食谱设计与营养分析[J]. 食品工程, 2013, 4：60~62.

[2] 杨月欣. 营养配餐和膳食评价实用指导：营养师必读[M]. 北京：人民卫生出版社，2008.

[3] 陈培战，王慧. 精准医学时代下的精准营养[J]. 中华预防医学杂志, 2016, 50(12): 1036~1042.

[4] 于康. 于康说营养：胃肠肝胆胰疾病与饮食[M]. 北京：中国协和医科大学出版社，2012.

[5] （美）坎贝尔，坎贝尔 II，著. 张宇晖，译. 中国健康调查报告[M]. 吉林：吉林文史出版社，2006.

[6] 程义勇. 中国居民膳食营养素参考摄入量（2013 修订版）简介[J]. 营养学报, 2014, 36(4): 313~317.

[7] 中国营养学会. 中国居民膳食指南（2016）[M]. 北京：人民卫生出版社，2016.

[8] 杨月欣. 中国食物成分表（2004）：第二册[M]. 北京：北京大学医学出版社，2005.

[9] 江育萍. 临床营养学[M]. 北京：中国医药科技出版社，2016.

[10] 中国营养学会. 中国居民膳食营养素参考摄入量（2013）[M]. 北京：科学出版社，2014.

[11] 杨月欣，王正光，潘兴昌. 中国食物成分表（2002）[M]. 北京：北京大学医学出版社，2002.

[12] 周才琼，周玉林. 食品营养学[M]. 3 版. 北京：中国质检出版社，2017.

[13] 国务院办公厅. 中国食品与营养发展纲要（2014—2020 年）. 营养学报，2014, 36(2): 111-113.

[14] 许世卫. 关于《中国食品与营养发展纲要（2011—2020 年）》编制工作说明[J]. 中国食品与营养，2010(2): 10~12.

[15] 傅金林，王滨有. 膳食模式与几种慢性病关系的营养流行病学研究进展[J]. 中华流行病学杂志，2007, 28(3): 297-300.

[16] 董彩霞. 突发事件状态下特殊人群营养问题及改善措施[C]. "再版妇幼膳食指南及平衡膳食宝塔宣传效果评价、婴幼儿食品安全国家标准解读"研讨会资料汇编，2011.

[17] 张金燕. 膳食营养状况对孕期体重增加的影响及调查分析[J]. 当代护士，2013, 11：47-49.

[18] 王倩，陈丽君，于红霞，等. 哺乳期妇女膳食营养干预效果分析[J]. 卫生研究，2008, 38(2): 219-220.

[19] 苏宜香. 孕期营养干预——预防成年慢性病的机遇窗口[J]. 营养健康新观察，2009(3): 3-4.

[20] 于志深，顾景范. 特殊营养学[M]. 北京：科学出版社，1991.

[21] B. A 鲍曼，R. M. 拉塞尔，编著. 荫士安，汪之顼，王茵，译. 现代营养学[M]. 9 版. 北京：人民卫生出版社，2008.

[22] 杨长平. 公共营养与特殊人群营养[M]. 北京：清华大学出版社，2012.

[23] 蔡威. 临床营养学[M]. 上海：复旦大学出版社，2012.

[24] 孙桂菊，李群. 护理营养学[M]. 南京：东南大学出版社，2013.

[25] 张雪飞. 预防医学[M]. 9 版. 北京：中国中医药出版社，2012.

[26] Ronald L.Prior, Guo hua Cao, Flavonoids:Diet and Health Relationships, nutrition in clinical care, 2000, 3(5): 279-288.

[27] National Institues of Health of USA. Your guide to Lowering Your Blood Pressure With DASH. NIH Publication No. 06-4082, 2006.

[28] Chen Chunming, Willian H. Dietz. Obesity in Childhood and adolescents.Nestle Nutrition Workshop Seris Pediatric 49. USA: Lippincott Williams&Wilkins. 2001.

[29] A joint WHO/FAO expert consultation Diet.nutrition and the prevention of chronic diseases.Geneva,2003.

[30] H.M.Rochel.Dietary lipids and gene expression. Biochemical Society Transactions 2004, 32: 999-1000.